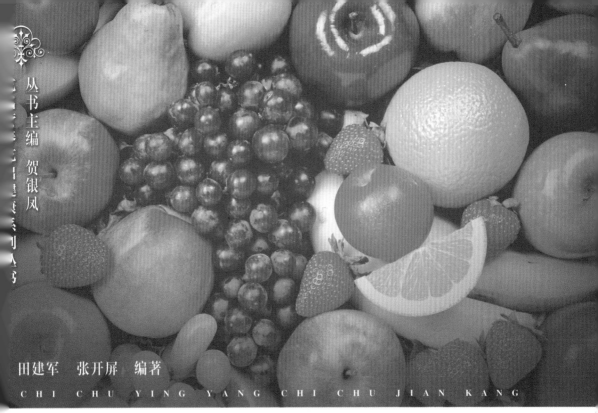

丛书主编 贺银风

田建军 张开屏 编著

CHI CHU YING YANG CHI CHU JIAN KANG

GUOPIN DE KEXUE CHIFA

U0104435

吃出营养 吃出健康

水果不是可有可无的"零食"！

CHICHU YINGYANG CHICHU JIANKANG

果品的科学吃法

GUOPIN DE KEXUE CHIFA

■ 水果中含有丰富的维生素及其他对身体有益的营养成分，具有降血压、延缓衰老、减肥瘦身、保养皮肤、明目、抗癌、降低胆固醇等保健功效。但若食用不当，也会危害身体的健康。

科学膳食，营养平衡，一书在手，健康相伴！

内蒙古人民出版社

图书在版编目(CIP)数据

吃出营养吃出健康:果品的科学吃法／田建军,张开屏编著.
–呼和浩特:内蒙古人民出版社,2017.9

(吃出营养吃出健康系列丛书)

ISBN 978-7-204-15026-7

Ⅰ.①吃… Ⅱ.①田… ②张… Ⅲ.①果品-食品营养
②果品-食物养生 Ⅳ.①R151.3②R247.1

中国版本图书馆 CIP 数据核字(2017)第 254470 号

吃出营养吃出健康——果品的科学吃法

作　　者	田建军　张开屏	
责任编辑	侯海燕	
责任校对	郭婧赟	
责任监印	王丽燕	
封面设计	安立新	
出版发行	内蒙古人民出版社	
地　　址	呼和浩特市新城区中山东路 8 号波士名人国际 B 座 5 楼	
网　　址	http://www.impph.com	
印　　刷	内蒙古爱信达教育印务有限责任公司	
开　　本	710mm×1000mm　1/16	
印　　张	15	
字　　数	180 千	
版　　次	2018 年 1 月第 1 版	
印　　次	2018 年 1 月第 1 次印刷	
印　　数	1—3000 册	
书　　号	ISBN 978-7-204-15026-7	
定　　价	45.00 元	

如发现印装质量问题,请与我社联系。联系电话:(0471)3946120　3946173

目录/CONTENTS

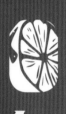

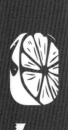

吃出营养 吃出健康——果品的科学吃法

总论

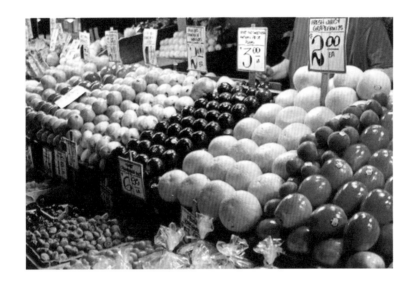

　　人每天除了吃些五谷杂粮和蔬菜之外，多吃些水果对我们的身体健康有着很大的帮助。

　　水果中含有丰富的抗氧化物质，可以滋养皮肤，其美容效果不是一般的化妆品可比的。如苹果中含有丰富的胡萝卜素、维生素、铁等营养元素，还含有较多的微量元素镁，这些物质均有利于保持皮肤的红润、光泽与弹性，其中维生素C能抑制黑色素的形成，并防止黑色素在人体皮肤内沉着。

　　水果除了含有我们已知的营养素外，还富含大量天然植物化合物，这些物质可以调节解毒酶的活性，改善激素代谢，具有抗菌抗病毒的能力,并且发挥着延缓衰老的作用。如猕猴桃富含维生素 A、维生素 C、维生素 E 以及人体必需的微量元素等营养成分,尤其是它所含的氨基酸能促进人体分泌激素并减缓衰老。

水果中富含维生素,可以预防多种疾病。如橘子,其味甘酸,性凉,具有开胃理气、止渴润肺的功效,对于口渴咽干、消化不良、干咳无痰等症有一定的治疗效果,同时还能预防心血管疾病和糖尿病的发生,并可阻遏强致癌物质亚硝胺的生成和癌细胞的增生。有资料分析表明,水果能促进消化,改善心肌功能,维持人体内的酸碱平衡。如山楂能防治心血管疾病,具有扩张血管、强心、增加冠脉血流量、改善心脏活力、兴奋中枢神经系统、降低血压和胆固醇、软化血管及利尿和镇静作用,还有防治动脉硬化,防衰老、抗癌的作用。

有些水果中含有丰富的食物纤维,纤维是不能被小肠所消化的碳水化合物,而在结肠内,纤维可给肠腔提供营养物质,这有助于促进身体的新陈代谢以及帮助抑制食欲。如柚子,它属于柑橘类,维生素 C 的含量丰富,且纤维含量很多,易产生饱腹感,它的热量却很低,可以和西瓜媲美。同时,水果是人摄取所需维生素和矿物质的主要来源之一,而且不必烹调就可以吃,各种营养的损失极少。许多研究报告指出,水果中含有大量的天然膳食纤维,可促进胃肠蠕动与排泄,预防便秘,减少体内毒素的累积,预防痔疮、心血管疾病、癌症等。此外,水果多属碱性食物,喜欢吃肉的人更应多吃水果,以平衡体内的酸碱度。美国心脏协会曾指出:每天摄入20~25克水果和蔬菜中的天然膳食纤维,可预防心脏病的发生。

水果中含有多种有机酸,如柠檬酸、苹果酸或酒石酸等,可增加食欲、帮助消化,甚至还能阻止糖类转化为脂肪。美国科学家已经证实:水果中含有天然果糖和类胡萝卜素,可加快大脑神经的传递速率,是

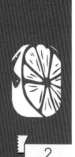

大脑的最基本"燃料",可提升大脑的反应速度,增强记忆。水果中含有的苹果酸和柠檬酸还能消除人体的疲劳。

在日常膳食中,最好空腹食用水果或饮用新鲜果蔬汁,20分钟后再吃肉类或其他食物。如果吃完水果马上进食其他食物,会破坏水果的营养成分。此外,人体的养分是通过血液输送的,如果水果与其他食物同时吃,会增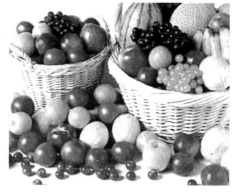加血液的负担,也会让肠胃不能完全吸收水果的营养。因此,在饭前20分钟吃水果,可以充分摄取到水果的营养。

有些水果不宜与海鲜同吃,如柿子、柠檬、葡萄和杨梅等含鞣酸成分的水果,不可与鱿鱼、龙虾、海带等海产品同食。因为鞣酸会与钙、铁形成难以消化的物质,易引起恶心、腹疼及呕吐等症状。

吃水果不宜过量,许多人以为多吃水果有益无害,其实过量食用水果也会对身体造成负担,而且身体无法吸收过多的营养,导致浪费。如:苹果中含有大量的糖分和钾元素,过量食用不利于心脏与肾的保健,患有冠心病、肾炎和糖尿病的人不可以多吃;过量食用菠萝会引起过敏症,还会出现舌麻与唇裂现象;西瓜性寒凉,年迈体弱者吃得太多会引起腹痛或腹泻。总之,水果一定要适量食用。

吃水果时,应根据自己的体质选择合适的水果。

虚寒体质者脸色略苍白,平时很少口渴,不喜欢寒凉的环境和食物。这种体质的人可选择温热性的水果食用,如荔枝、龙眼、石榴、樱桃、橙子、杏、番石榴和榴莲等。

实热体质者脸色微赤红,常口渴舌燥,喜欢喝冷饮,容易心烦气躁,常便秘。这种体质的人要多吃寒凉性的水果,如香瓜、西瓜、梨、杨桃、猕猴桃、芒果等。

经常泛胃酸的人不宜吃李子和梅子等凉性水果。心脏病患者不宜吃水分较多的水果,如西瓜、椰子,以免增加心脏的负担或造成水肿。

不要食用出现霉斑或腐烂的水果。已经发霉的水果,即使削去有霉斑的部分,水果内也会残留霉菌的菌丝体。已经呈现腐烂现象的水果中,各种微生物繁殖非常迅速,甚至会向尚未腐烂的部分扩散。所以不要食用削去霉斑或腐烂部分的水果。

水果是对我们身体非常有益的一类食物,但是吃水果也是有讲究的,不同的水果有不同的特征,也有着不同的食用方法,因此,科学而合理地食用水果,才会更加有益我们的身体健康。

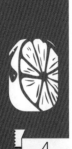

吃出营养 吃出健康——果品的科学吃味

第一章 梨

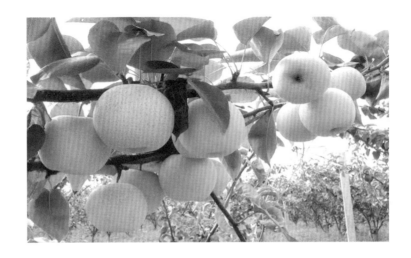

　　梨,蔷薇科梨属植物,多年生落叶乔木果树,叶子卵形,花多白色,一般梨的颜色为外皮呈现出金黄色或暖黄色,里面果肉则为通亮白色,鲜嫩多汁,口味甘甜,核味微酸。

　　梨的果实通常用来食用,不仅味美汁多,甜中带酸,而且营养丰富,含有多种维生素和矿物质,不同种类的梨味道和质感完全不同。梨既可生食,也可蒸煮后食用。在医疗功效上,梨可以通便,利消化,对心血管也有好处。在民间,梨还有一种疗效,把梨去核,放入冰糖,蒸煮过后食用还可以止咳。

一、分类

1.梨的四大类别

梨在我国分布极广,在各种水果中,无论种类和品种,梨都是首屈一指的。市面上的梨可以分为四大类别:

(1)秋子梨:果实多近球形,个头小,皮色暗绿,果柄短,肉质硬,石细胞多,味酸涩。刚摘下的秋子梨存放一段时间后,待皮色转黄、果肉变软、香气浓郁时方可食用,但果实后熟软化后不能长期存放。品质优良的品种有南果梨、京白梨等。

(2)白梨:品种最多,口味最好。果实多为卵形至长圆形。果皮黄绿或黄色,果柄长,果肉脆嫩多汁,味甜清香。该品种多数耐存放。品质优良的品种有鸭梨、雪花梨、库尔勒香梨、红香酥梨等。

(3)砂梨:果实多为圆形,少数为椭圆形或卵圆形,果皮为褐色或黄绿色,肉脆味甜,石细胞较多。主要分布在长江流域及西南地区。个别品种稍耐贮存。品质优良的品种有慈溪梨、二宫梨、菊水梨、三花梨等。

(4)洋梨:洋梨原产欧洲,果实多为葫芦形或瓢形,果皮黄绿或黄色,需要后熟后方可食用。此时肉质细软多汁,味甜香浓,石细胞少。后熟软化后不能存放。品质优良的品种有巴梨、伏茄梨等。

2.雪花梨

河北省土特名产之一,主要分布在河北省中南部,赵县是著名的集中产区,故又称"赵州雪花梨",当地人也称雪梨、相相梨。至今已有两千多年的栽培历史。雪花梨也是河北省传统的大宗出口水果,在国内外久负盛誉。市面上常见的梨中,它是个头最大的,每个重350~400克左右。

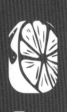

自然生长情况下,果皮粗糙、较硬,深绿色。长在树顶的果皮颈部可能出现红褐色皮皱,当地人称为"草帽"。现在果农多在外面套纸袋,果皮会细致光滑,绿色会变浅。如果纸袋套的时间较早,可能会是黄绿色。

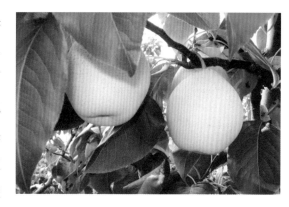

果肉色白,一般有轻微经络感。味道脆甜,汁水丰富,树顶尤甚。树顶的雪梨一般品相较好,多有"草帽",多呈椭圆形。果肉洁白如玉,似雪如霜,又因梨花洁白无瑕,酷似雪花,故称其为雪花梨。果肉细脆而嫩,汁多味甜,果汁含糖量11%~15%,还含有果酸、矿物质及多种维生素等营养成分。此梨除生食外,还可以加工成梨罐头、梨脯、梨汁等各具风味的食品和饮料。

雪花梨还有较高的医用价值,明李时珍《本草纲目》记述:雪花梨性甘寒、微酸,具有清心润肺、利便、止痛等功效。据现代医学研究,雪花梨有生津止渴、开胃消食、消痰祛风、醒酒、解疮毒等功效。用雪花梨加中草药川贝、蜂蜜或冰糖等制成的雪梨膏、梨糖浆等对急慢性支气管炎有明显的疗效。雪花梨是肝炎、肝硬化、高血压、冠心病等疾病的辅助治疗果品。因此,雪花梨被誉为"中华名果""天下第一梨"。中药"梨膏"便是用雪花梨配以中草药熬制而成的。

3.皇冠梨

果实为椭圆形,平均重250克左右,果面黄白,果点小。其皮薄、肉厚、质细、松软多汁,风味酸甜适口,果核小,可食率高,石细胞少,可溶性固形物含量为11.6%。

皇冠梨含有一定量的蛋白质、脂肪、胡萝卜素、维生素 B_1、维生素 B_2、苹果酸等,这些都是人体必需的物质。100 克果肉的产热量为 37 千卡,比同量的其他瓜果热量都高。不但能生吃,还可熟吃,味道别具一格。

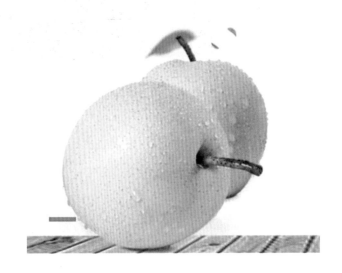

4.鸭梨

亦名雅梨,是中国古老的优良梨品种。河北晋州被称为"中国鸭梨第一乡",具有两千多年的栽培历史。该鸭梨果实呈倒卵圆形,近果柄处有一鸭头状突起,形似鸭头,故名鸭梨。一般鸭梨果皮为黄绿色,贮藏后呈淡黄色。套袋栽培的果实呈黄白色,也称为水晶鸭梨或水晶梨。

晋州鸭梨果形俊秀,色泽鲜亮,皮薄多汁,香味浓郁,清脆爽口,酸甜适度,其含糖量高达 12% 以上,并含有丰富的维生素 C 和钙、磷、铁等营养成分,更以所含 B 族维生素多而堪称各类水果中的佼佼者。此外还具有清心润肺、止咳定喘、润燥利便、醒酒解毒之功效。

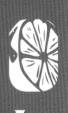

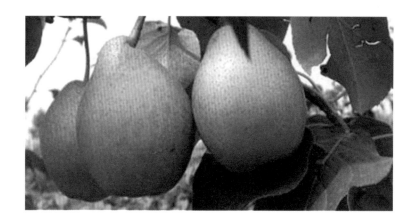

5.香梨

学名库尔勒香梨,属
新疆梨种。原产于新疆
南疆巴音郭楞蒙古自治
州、阿克苏等地,至今已
有 1300 年的栽培历史,
为古老的地方优良品种。
巴州库尔勒市种植面积

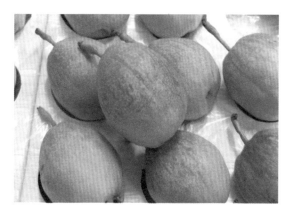

最多,种植面积达 2.4 万亩,年产量在一千吨以上,远销美国、东南亚
等国家和我国各地区。库尔勒香梨是一个地域性极强的优良品种,也
是该地区甚至全国最优质的地方梨品种之一。果实较小,呈纺锤形或
倒卵形。果皮绿黄色,阳面有红晕,果皮薄。这种梨糖度高,酥脆无
渣,香味浓。

库尔勒香梨极耐贮藏。果农采收后,置于无人居住的房间或土窖
中,到第二年春天时依然不霉、不烂,而且变得更加金黄诱人,香气浓
郁。在贮藏条件较落后的情况下,其货架期可延长至翌年四五月份。
在具备冷库和冷藏运输的条件下,可实现季产年销,周年供应。这是库尔勒香梨能够进一步拓展国内外市场、提高市场竞争力的突出特色。

库尔勒香梨营养价值高，含糖、氨基酸、维生素、各种碳水化合物达 14%，水汁为 86%。其中含糖量 10%、酸 0.03%、灰分 0.12%，每 100 克香梨含维生素 C 约 4.3 毫克，含有葡萄糖、果酸及多种微量元素，可食部分达 83.6%。库尔勒香梨不仅可以生食，而且可以做梨酒、梨膏等相关食品。

二、营养价值

梨鲜嫩多汁，酸甜可口，营养价值也很高。每 100 克可食部分中含有水分 90 克、蛋白质 0.4 克、脂肪 0.1 克、膳食纤维 2 克、糖类 7.3 克、钙 11 毫克、磷 12 毫克，还含有微量的维生素 B_1、维生素 B_2、烟酸、维生素 C 以及柠檬酸和苹果酸等有机酸。这些成分对人体健康非常有益，特别是梨含有天门冬氨酸，对肾脏保健有特殊功效。

梨不仅含有丰富的糖类、无机盐和维生素，而且含有很多天然水，汁多爽口，清甜宜人。长途旅行时带些鲜梨，既可止渴生津、清热除烦，又能从中获得人体所需的养分。梨还有个特点，就是食后给人以清凉除燥之感。特别是酒后吃个梨，甘甜香馨，舌本生津，令酒意全消。

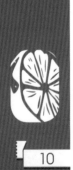

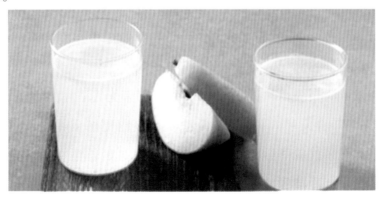

三、保健功效

梨味甘、微酸,性寒,具有清热解毒、润肺止咳、生津除烦、清心泻火、滋肾补虚、利尿、润肠通便等功效。适用于津伤烦渴、肺热咳嗽、便秘、喉痛、失音、眼赤肿痛、噎嗝、大小便不畅、疮毒、酒毒等症。《本草纲目》中记载梨有"润肺凉心,消痰降火,解疮毒、酒毒"的功效。梨最为突出的作用是治疗热痰咳嗽,这在许多医书中都有记述。用梨治疗热咳时可生食,也可煮食;可单味使用,也可与别的药共用。几千年来,中医一直把梨作为生津、润燥、清热和化痰的良药,对热性病的烦渴、眼赤肿痛、大便不通等症也有良好的疗效。梨可以生食、生榨汁液,也可炖煮或与其他中药一起熬成"雪梨膏"食用。

四、食用宜忌

1.秋季天燥宜吃梨

秋高气爽,气候转燥,人们经常感到口渴咽干、目涩鼻燥。梨"生者清六腑之热,熟者滋五脏之阴",是秋高气爽、气候干燥时最理想的保健果品。医学研究发现,将梨与冰糖炖食后不仅可以滋阴润肺,治疗哮喘、热咳,而且对嗓子也有较好的保护作用,歌唱演员及播音员宜经常食用。梨与苹果、胡萝卜、香蕉等制成的果汁是秋季良好的保健饮料。

2.吃梨可清热、镇静、降血压

现代研究表明,梨有清热、镇静等功效。经常吃梨对高血压、心脏病人的头晕目眩、心悸耳鸣大有益处。高血压病人出现心胸烦闷、口渴便秘、头目眩晕等症状,心脏病人出现失眠多梦等症状,梨都可作为良好的辅助治疗果品。此外,对高血脂、高胆固醇、动脉硬化的患者亦有很好的食疗作用。

3.肝病患者宜吃梨

梨含有丰富的糖类及多种维生素,肝炎、肝硬化患者吃梨大有益处。肝病患者吃梨能起到保肝、帮助消化、促进食欲的作用,是一种辅助治疗的食品。

4.吃梨可纠正肠功能紊乱

梨汁含有氯原酸,可以预防许多肾和肝的疾病,能使毛细血管壁的穿透力保持正常。在肠功能紊乱时吃梨可帮助其恢复正常。

5.吃梨可解酒

梨在解酒毒方面有着天然独特的功效。梨用于解酒毒时既可生食也可熟吃。酒醉之人经常会口渴舌燥,心烦胃热,梨可清热降火,除烦止渴。现代科学研究证明梨含有苹果酸、柠檬酸等有机酸类及维生素 C、维生素 B_1、维生素 B_2 和烟酸、胡萝卜素及矿物质等,这些物质能降低乙醇在血液中的浓度,促进乙醇在肝脏内的转化代谢。

6.梨有减肥功效

减肥需多吃纤维食物,食物中的纤维素不能消化,却能降低血脂和胆固醇。常见的蔬菜水果中,如梨、李子、柑橘、苹果、西瓜、桃子、胡萝卜、芹菜、青菜等,都含有丰富的纤维素。

梨可煮蒸,或加冰糖炖食,也可作为配料,制成多种菜肴。梨性寒,过食则助湿伤脾。因此,胃寒、脾虚及肺寒咳嗽者忌食,有外伤者、产妇、小儿不宜多食。

五、选购与贮藏

选购梨时以果实大、果形圆整、果面呈光滑感者为佳。梨的品质优劣与否,品种是重要因素。此外,应注意检查果实成熟情况。花萼

深陷、基部周围肥圆丰硕者,说明果实发育已经完善,达到可食的成熟度;反之,花萼凹陷不深,基部周围不丰满的果实,说明还未完全成熟;若花萼凸出,则为生果。成熟的梨果,根据不同品种一般以青色泛黄绿、微黄、黄白或出现红晕为适度,泛色清晰均匀,鲜明光亮。反之,果实泛色不匀或暗淡无光,说明成熟不足和品质低劣。香气也是成熟的一种标志,该有香味的品种若尚未散发香气,说明还未成熟。此外,选购梨还要注意检查是否有病虫害和机械损伤等。

秋子梨和洋梨熟后变软就不能存放了,必须很快食用。砂梨一般也不宜久放。上市早的梨通常也不耐贮藏,只能临时性存放。通常进行久藏的梨都是白梨。存放时,首先应捡出有病虫害和碰伤、擦伤等机械损伤的梨,放入纸箱或缸中,每层用纸板隔开。如果每个果实都用一张纸包裹住,效果更好。放在地窖或室内通风、干燥、阴凉处,每隔一个多月注意翻检一次,捡去烂果。短期存放,可放在透气、散热的容器中,放在通风、干燥、阴凉处保存。

六、食用方法

梨除了可供生食外,尚可加工成梨干、梨脯、梨酱、梨膏、梨汁、梨罐头,也可酿成梨酒、梨醋。

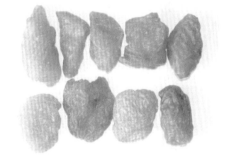

1.梨干的家庭制作

家庭制作梨干时,可按下列步骤进行:

(1)选用充分成熟、肉质细致、石细胞少、糖分多、无虫蛀、无霉烂的新鲜梨作为原料。

(2)用清水洗净梨果表面的污物。

（3）摘去果柄，并用不锈钢水果刀削去果皮，而后将梨切分为两半，挖除果芯，再切分成 7~8 毫米厚的圆形梨片。随切随将梨片投入 1%~2% 的食盐水中浸泡，以防果肉氧化变色。

（4）将梨片从食盐水中捞出，用清水冲洗后，立即放入 0.3% 亚硫酸氢钠溶液中，浸泡 30~40 分钟，然后捞出再用清水漂洗干净。

（5）将漂洗后的梨片在浓度为 0.05% 的柠檬酸水溶液中煮沸烫漂 5~8 分钟左右，煮至梨片透明状时捞出，并迅速用冷水冷却后，捞出沥干水分。

（6）将梨片摊放在竹帘或竹筛上，放在有阳光的通风处晾晒 2~3 天，晒至将梨片用手紧握，再松手时不粘连即可。也可使用微波炉干燥，并进行回软。

（7）将已干燥的梨片放在塑料薄膜食品袋内保存，防止受潮和虫蛀。

梨干呈浅黄色或黄褐色，富有弹性，有梨的清香味。

2.糖水梨罐头的家庭制作

（1）选用肉质细密、石细胞少、风味正常、成熟度七八成、新鲜饱满的梨果为原料，莱阳梨、雪花梨、鸭梨和长把梨等品种均可加工梨罐头。剔除有病虫害、霉烂和机械伤的果实。

（2）用清水洗净表皮泥沙和污物。

（3）先摘除果柄，再用不锈钢刀削去果皮，而后将梨纵切成两半，挖除果芯及花萼。根据梨果和罐型大小，切分为 2~4 块，并随即投入 1%~2% 食盐水中浸泡，以防果肉氧化变色。

（4）将 0.1% 的柠檬酸水煮沸后，投入梨块，热烫 5~10 分钟，以煮透而不烂为度，捞出后迅速用冷水冷却。

（5）将玻璃罐（瓶）及罐盖用清水刷洗干净，消毒备用。配制 22%

吃出营养 吃出健康——果品的科学吃干

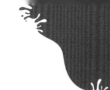

的糖液,即 780 克水加 220 克白砂糖。煮沸后加入 1 克柠檬酸,用洁净纱布过滤备用。将梨块装入玻璃罐内,一般 500 克罐装入 290 克果块,再灌注已配好的糖液,以接近灌满为止,糖液温度不低于 85℃。

(6)将装好的玻璃罐虚盖上罐盖,然后放在蒸锅的屉上,在 90℃ ~ 95℃ 热蒸气下,排气 10 分钟左右,使罐内中心温度达到 80℃ 以上。然后迅速将罐盖旋紧密封。

(7)将密封好的罐头在沸水中杀菌 15 ~ 20 分钟,然后分段冷却至 38℃ 左右,擦干罐外表面的水分,在常温下放置一个星期。如无胀罐现象,即可长期保存。

特点:果肉呈白色或黄白色,糖液较透明,可有少量果肉碎屑,果肉软硬适度,无粗糙石细胞感。甜酸适口,有梨的风味,无异味,无胀罐和汁液混浊现象。

3.梨脯的家庭制作

家庭中制作梨脯时,可按下列步骤进行:

(1)选用果形大、肉厚、质地细、七八成熟、无虫蛀和伤残的梨作原料。

(2)以清水洗净果实,摘去果柄,用不锈钢刀削去梨皮,纵切为两半,挖除果芯,而后立即浸入 2% 食盐水中,防止变色。

(3)将梨块从盐水中捞出,沥干水分,在 0.22% ~ 0.3% 的亚硫酸氢钠溶液中浸泡 2 ~ 4 小时,或在 2% 的焦亚硫酸钠溶液中浸泡 15 ~ 20 分钟,捞出后用清水漂洗,沥干水分。

(4)用相当于梨块重 20% 的白糖,一层梨、一层白糖摆放均匀,糖腌 24 小时。

(5)以相当于梨块重 20% 的白糖,配制成浓度为 50% 的糖液(白糖与水的比例为 1:1),煮沸后,加入经糖腌的梨块,继续煮沸 15 ~ 20

分钟。

（6）将经糖煮的梨块和糖液一起倒入缸内，浸泡24小时。

（7）将糖渍的梨块捞出，对糖渍液进行加热至沸，再倒入梨块一起煮制，并逐次添加白糖（总加糖量为梨块重的20%），共煮制30分钟。再将梨块连糖液一起倒入缸内浸泡24小时，使糖充分渗入梨块。

（8）将糖渍的梨块捞出，沥干糖液，逐个压扁摆放在竹屉上进行干燥。可以在阳光下晒干，也可在电烘箱（或烤箱）内，在55℃~65℃条件下烘烤24~36小时，烤至表面不粘手即可成梨脯。冷却后用聚乙烯食品袋包装。

特点：梨脯呈浅黄色或金黄色，脯面不粘手，味甜微酸，带有梨的风味。

4.梨酱的家庭制作

原料：梨1000克，白糖700克，柠檬酸8克，明胶16克，蜂蜜200克。

做法：

（1）选用肉质致密、石细胞少、八九成熟、无病虫害新鲜梨果为原料。

（2）用清水洗净梨果表面的泥沙和污物。

（3）用不锈钢刀去梨皮、切半，然后挖除果柄和果芯，并及时将果块投入1%的食盐水中，以防止变色。

（4）将梨块用绞肉机或家庭用多功能切碎机进行破碎或打浆。为防止梨果肉褐变，在破碎时可加入0.1%的柠檬酸或维生素C进行护色。

（5）在梨浆中加入浆重1/2的清水，放在不锈钢锅内加热煮沸5分钟，然后按配比的规定加入浓度为75%的糖浆和蜂蜜及柠檬酸，充

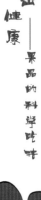

分搅拌均匀,用小火煮沸 15 分钟,加入溶解好的明胶,搅拌均匀,再煮沸 5 分钟。然后取出少量果酱,滴入冷水中呈块状下沉而不散开时,则达到浓缩的终点,即可出锅。

(6)将浓缩好的果酱放入干净容器中,冷却后即可食用。或将浓缩的果酱趁热(酱体温度 85℃)装入已消毒的玻璃瓶中,并迅速旋紧瓶盖进行密封。

(7)密封后将玻璃瓶在 100℃沸水或蒸汽中杀菌 15 分钟,杀菌后用清洁冷水分段冷却至 38℃左右。

特点:梨酱呈黄色或黄褐色,酸甜可口,有梨的风味。

5.梨酒的家庭制作

(1)选用充分成熟、新鲜、无腐烂、无病虫害、含糖量高、汁多的梨果作原料。

(2)摘除果柄后,用清水洗净果实表面的泥沙和污物。

(3)用家庭多功能破碎机将梨果稍加破碎,或用不锈钢刀切碎,制成直径 0.2~0.5 厘米粒块的梨浆。

(4)在破碎的梨浆中加入约 100 毫克/升的焦亚硫酸钾和 2%~5%的酒精干酵母溶液,搅拌均匀,装入发酵容器中,在 20℃~24℃条件下进行前发酵。待发酵启动后加入 60 克/升的白糖水,经过 8 天左右,即可完成前发酵。

(5)前发酵结束后,将发酵的果浆用 60 目尼龙网布挤压过滤,除去果渣,把所得发酵液再装入发酵容器中,在 15℃~20℃温度下,进行后发酵约 25~30 天。

(6)经后发酵后,将酒液贮存于密封的小口容器中进行陈酿,约需半年至一年左右。陈酿期间需倒换容器几次,以除去浑浊沉淀物质。

(7)经陈酿的澄清酒液可以直接饮用,也可加入食用酒精和白糖对酒度和糖度进行调配。

（8）将调配好的梨酒装入经消毒的玻璃瓶内，密封后，在 70℃ 热水中杀菌 15~20 分钟，即可保存饮用。

特点：梨酒呈微黄色，澄清透明，酒香醇和，有梨的特殊风味。

6.冰糖炖梨

原料：大雪梨 1 个，冰糖 15 克。

制法：将雪梨洗净，削皮去核，切成块。放砂锅上火，倒入清水适量，加入冰糖，烧沸后撇去浮沫，再加入梨块，小火炖约 10 分钟即成。

功效：滋阴润肺，止咳润燥，养胃生津。

用途：适用于感冒咳嗽、慢性支气管炎、百日咳、慢性咽炎等病症。

用法：每日 2 次，连服 3 日。

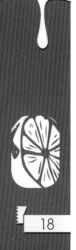

第二章　苹果

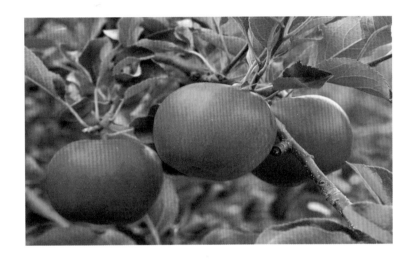

　　苹果是蔷薇科苹果亚科苹果属植物,其树为落叶乔木。苹果富含矿物质和维生素,是人们经常食用的水果之一。苹果营养全面且易被人体吸收,非常适合婴幼儿、老人和病人食用。苹果果肉含糖量高,其中主要是果糖、还原糖和蔗糖,易为人体吸收,还含有有机酸及芳香醇类,使果实香甜浓郁、甜酸爽口,可增进食欲,促进消化。苹果还含有较多的钾和较少的钠。钾含量高的果品可促进体内钠盐的排出,对水肿患者及高血压患者有较好的疗效。

　　西方传统膳食观念认为,一天吃一个苹果,一生不用看医师。许多美国人还把苹果作为减肥瘦身的必备品,每周节食一天,这一天只吃苹果,号称"苹果日"。苹果中的营养成分易被人体吸收,有"活水"

之称,其有利于溶解硫元素,使皮肤润滑柔嫩。

一、分类

中国是苹果生产大国,其产量居世界苹果总产量的前位。主要品种有甘肃天水花牛苹果、陕西洛川富士苹果、乾县红富士苹果、山东红星苹果、山西万荣苹果等。全世界生产苹果的国家有八十多个,年产量超过或接近100万吨的主产国有12个,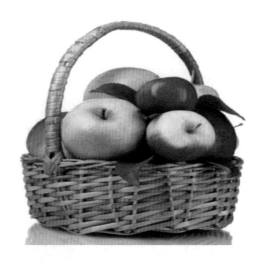
按产量排,依次为中国(46%)、美国(9%)、土耳其(6%)、意大利(5%)、法国(5%)、波兰(5%)、德国(3%)、俄罗斯(3%)等。不包括中国的话,元帅系苹果和金冠苹果是世界两大主栽品种,若包括中国在内,富士苹果则成为世界第一大栽培品种。

二、营养价值

苹果含有丰富的碳水化合物、微量元素、糖类、有机酸、果胶、蛋白质、钙、磷、钾、铁、维生素 A、维生素 B、维生素 C 和膳食纤维。另外,苹果中还含有苹果酸、酒石酸、胡萝卜素,是所有蔬果中营养价值最接近完美的一个。苹果是低热量食物,每100克青苹果只产生60千卡热量。苹果中还含有铜、碘、锰、锌、钾等元素,人体如缺乏这些元素,皮肤就会出现干燥、易裂、奇痒等症状。

苹果中的维生素 C 是心血管的保护神、心脏病患者的健康元素。

经常吃苹果的人远比不吃或少吃苹果的人感冒几率要低。所以,有科学家和医师把苹果称为"全方位的健康水果",或称为"全科医生"。目前的空气污染比较严重,多吃苹果还可以改善呼吸系统和肺功能,保护肺部免受空气中的灰尘和烟尘的影响。

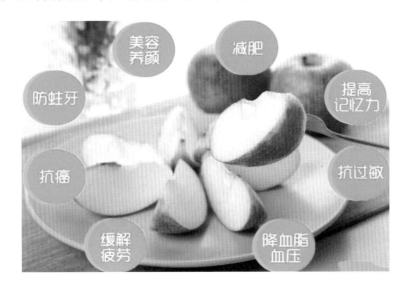

苹果有"智慧果""记忆果"的美称。人们早就发现,多吃苹果有增进记忆、提高智力的效果。苹果不仅含有丰富的糖、维生素和矿物质等大脑必需的营养素,而且更重要的是富含锌元素。据研究,锌是人体内许多重要酶的组成部分,是促进生长发育的关键元素,锌还是构成与记忆力息息相关的核酸与蛋白质的必不可少的元素,锌还与产生抗体、提高人体免疫力等有密切关系。

苹果中含有多酚及黄酮类天然化学抗氧化物质和大量的粗纤维。

苹果中含有较多的钾,能与人体过剩的钠盐结合,使之排出体外。当人体摄入钠盐过多时,吃些苹果有利于平衡体内电解质。

苹果中含有的磷和铁等元素,易被肠壁吸收,有补脑养血、宁神安眠的作用。

苹果的香气是治疗抑郁和压抑感的良药。专家们经过多次试验发现,在诸多气味中,苹果的香气对人的心理影响最大,它具有明显的消除心理压抑感的作用。临床使用证明,让精神压抑患者嗅苹果香气后,心境大有好转,精神轻松愉快,压抑的心情得以消除。

三、保健功效

消除疲劳:因苹果中含钾丰富,可影响机体的钾及钠的代谢,因此具有消除和预防疲劳的作用。

降低血压:苹果中的钾离子还可与体内过量的钠离子交换而促使其排出体外,使血管壁的张力降低,使血压下降。

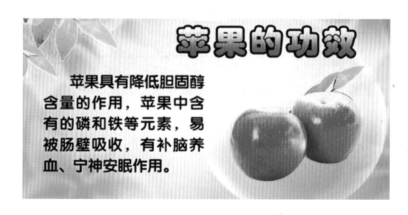

促进消化:苹果可中和胃酸,促进胆汁分泌,增强胆汁酸的功能,对消化不良、腹部胀满者有一定的助消化作用,尤其对因脾胃虚弱引起的消化不良有较好的作用。

增智助长:苹果中还含有较多的锌元素。研究发现,儿童摄入锌不足,会严重影响智力和记忆力。多食苹果可以保证锌的摄入,有益于智力的开发和记忆力的增长。另外,苹果中的胡萝卜素被人体吸收后可转化成维生素 A,能促进人体的生长发育。

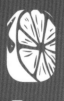

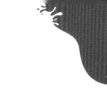

止泻通便：苹果中含有鞣酸、有机酸、果胶和纤维等物质，前二者有收敛作用，后二者能吸收细菌和毒素，从而达到止泻功效。然而，苹果中的粗纤维又可使大便松软，有机酸成分能刺激肠道平滑肌的蠕动，均可促进排便。因此，苹果不但对轻度腹泻有止泻效果，还对大便秘结者有治疗作用。

养护心脏：据研究，苹果中的果胶能促进胆固醇的转化，降低血液中胆固醇和甘油三酯的含量。苹果中的果胶大部分都在皮上，因此吃苹果最好不要削皮。

益气补血：孕妇易出现缺铁性贫血，而铁质必须在酸性条件下或在维生素 C 存在的情况下才能被吸收，故苹果是孕妇很好的补血食品。

养颜美容：苹果中含有镁，可使皮肤红润而有光泽，再加上丰富的胡萝卜素及多种维生素和铁质，常食苹果可营养皮肤，并可遏制黄褐斑、蝴蝶斑的生成。

防癌抗癌：芬兰的研究工作者发表的一项研究报告说明，常吃苹果可以减少患肺癌的危险性。他们指出，苹果中所含的黄酮类化合物——植物通过新陈代谢产生的重要抗氧化物质，是降低肺癌发病率的主要原因。赫尔辛基国立公共卫生研究所从 1965 年开始这项长期研究，在历时 30 年的研究中，调查了约 1000 名芬兰人的饮食方式，结果发现，预防癌症的主要原因并不是水果、蔬菜中含量较多的维生素 C 和胡萝卜素，而是苹果和蔬菜及其他水果中含有的黄酮类化合物。调查人员从苹果中获取一种叫栎精的黄酮类化合物。那些按要求正常摄食含黄酮类化合物最多的苹果、洋葱、果汁及蔬菜的人们，肺癌的患病率降低 20%。那些经常食用含黄酮类化合物的食物，尤其是经常食用苹果的人们，肺癌的患病率降低 46%。另外，美国康奈尔大学的研究也发现,苹果中存在大量的抗氧化物质。美国农业部曾经建议消费者每天吃 2~4 个水果、3~5 种蔬菜,这样会对健康有益。

位于美国纽约伊萨卡镇的科内尔大学的研究人员通过实验发现,新鲜苹果含有的某种化学物质,可以阻碍或干扰结肠癌及肝癌细胞的生长。苹果汁中含有如黄酮、多酚之类的混合物,能够阻断癌细胞的生长。研究表明,带皮榨与不带皮榨的苹果汁与结肠癌细胞混合,分别能够减少 43%、29%的结肠癌细胞的生长。同样的实验在肝癌细胞中也得到证实,带皮榨与不带皮榨的苹果汁分别能够减少 57%、40%的肝癌细胞的生长。

日本的研究证实,苹果中含有的多酚有抑制癌症的功效。据日本《每日新闻》报道,位于日本苹果产地青森县的弘前大学的城田安幸副教授发现苹果汁有抗癌效果。城田副教授把老鼠分成 5 组,每组 10 只。第一组每天喂消炎水,第二组喂 2%含量的苹果汁,第三组喂冬虫夏草汁,第四组喂苹果汁掺冬虫夏草汁,第五组喂海鞘提取物。45 天后给老鼠植入癌细胞,结果发现喂 2%含量的苹果汁的 10 只老鼠,其中 8 只体内癌细胞在慢慢变少,最终痊愈,剩下的两只也活了 73 天。喂水的 10 只老鼠有 7 只死亡,另外三组有 4~5 只死亡,平均寿命只有 40~50 天。研究人员说,从苹果中提取的多酚和果胶已被证明有抗癌作用,但苹果汁有抗癌作用还是第一次发现。根据给老鼠的苹果汁量推算,成人每天饮用一杯苹果汁即可。与抗癌制剂相比,苹果汁要好喝得多。

新加坡研究人员最近发现,红苹果和红辣椒等"红皮"水果和蔬菜对乳腺癌等肿瘤疾病有防治作用。新加坡国家癌症中心的科学家经过实验发现,"红皮"瓜果蔬菜中所含的某些植物化学成分,可以有效遏制肿瘤细胞中蛋白质的生长,同时还能降低肿瘤细胞对雌激素的反

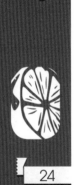

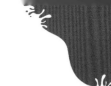

应能力。研究人员称,除了红苹果和红辣椒外,洋葱、紫葡萄等也含有该植物化学成分。该成分对前列腺癌和其他癌症也有抑制作用。

减肥瘦身:苹果中含有大量的维生素、苹果酸,能促使积存于人体内的脂肪分解,经常食用苹果可以防止肥胖。近年来,欧美及日本等国的医学家研究证明,苹果能像降血脂药物一样,降低血液中的胆固醇。他们认为,苹果本身不含胆固醇,却能促进胆固醇从胆汁中排出;苹果中含有大量的果胶,能阻止胆固醇的吸收;苹果在肠道内分解出来的乙酸有利于胆固醇代谢。由此可见,苹果对于中老年人,特别是胆固醇增高者,着实称得上是理想的水果。

患肥胖症的人基本上是由于热量过剩所致,因此减肥一方面要减少摄入体内的热量,消耗体内积蓄的能量——即脂肪,另一方面要通过强调营养均衡防止新的热量过剩——即脂肪组织再生。当前人们的生活水平普遍得到提高,物质生活比较丰富,一些不好的饮食习惯使人们的肠胃无法消纳。尤其生活、工作紧张的人易患肥胖症。而苹果由于其含有人体必不可少的各类氨基酸、蛋白质,各种维生素、矿物质及胡萝卜素等,既可以满足人体的必需营养,又容易被消化吸收,更主要的是其味美可口,容易被人们所接受。由于苹果能够被人体充分消化吸收,极少有废弃物,也就减轻了肠胃和肾脏的负担,并使体内废物得以充分排出,使血液得以净化。试想,人体内的废物得以顺畅排出,吐故纳新趋于正常,不是可以预防和治愈许多的疾患吗?

食用苹果还可以促进血液内白细胞的生成,提高人体抵抗力,增强人体免疫力。同时,也使人体的神经更趋健全,内分泌功能更加合理,对改善人们的精神面貌、促进皮肤的正常生理活动具有无法估量的益处。

四、食用宜忌

不要空腹吃苹果,苹果所含的果酸和胃酸混合后会增加胃的负担。苹果的营养很丰富,吃苹果时要细嚼慢咽,这样不仅有利于消化,更重要的是对减少人体疾病大有好处。

中医上认为上午是脾胃活动最旺盛的时候,此时吃苹果有利于被身体吸收。晚餐后吃水果不利于消化,而且吃得过多,容易使糖转化为脂肪在体内堆积,所以吃苹果尽量选择在下午前,要么是饭前半小时,要么是饭后半小时。

苹果中含有大量的半乳糖醛酸,对于排毒很有益处,早上吃少量的苹果有利于预防胆结石。当然苹果是不能代替饭的,我们早上吃了苹果之后还是要吃点早餐的。

当苹果有小部分坏掉的时候,有人以为把坏的部分挖去,剩下的部分一样可以食用。其实,烂苹果吃不得。苹果腐烂的原因多为真菌感染繁殖所致。而真菌在繁殖过程中会产生有毒物质,这些有毒物质会从腐烂部分通过果汁渗透到未腐烂的部分,使整个苹果遭受真菌毒素的污染。局部看上去没有腐烂的苹果,食之同样会损害人体健康。更可怕的是,真菌毒素有较强的致癌作用。当人体抵抗力减弱和在外部不良因素诱导下,吃了貌似好苹果的烂苹果,其后患无穷。

假若你是被限制吃低盐饮食的人,最好不要吃苹果干。因为苹果干在制备过程中,要加硫酸钠,这种苹果干就含了太多的钠,而且有少数人还对硫酸钠有过敏反应。

溃疡性结肠炎的病人不宜生食苹果,尤其是在急性发作期。由于肠壁溃疡变薄,苹果质地又较硬,再加上含有 1.2% 粗纤维和 0.5% 有机酸的刺激,很不利于肠壁溃疡面的愈合,且可因机械性地作用肠壁

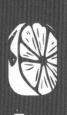

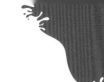

易诱发肠穿孔、肠扩张、肠梗阻等并发症。

吃苹果时注意别啃苹果核。苹果核含有少量有害物质——氢氰酸。氢氰酸大量沉积在体内,会导致头晕、头痛、呼吸速率加快等症状,严重时可能出现昏迷。但也不必过分担心,苹果中的氢氰酸主要存在于果核,果肉里并没有。

需要提醒的是:吃苹果时习惯啃到果核,虽不会马上导致中毒,但长期这样吃,的确对健康不利。榨汁的时候千万要小心,一定记得要去核。

食用忠告如下:

1.优先选择套袋处理的苹果。这种苹果表皮干净而均匀,受到污染气体、农药喷洒等影响比较小。

2.新鲜苹果的表面天然有一层果蜡,但还有一层薄薄的果粉,并非光可鉴人的样子。有些苹果收获后,为了提高商品价值并延缓苹果的失水,常用打蜡机进行打蜡上光,并可能有保鲜剂处理之类的问题,故看到表面特别发亮的苹果,特别是反季节苹果,最好削皮后再吃。

3.最好选择无公害、绿色和有机认证的苹果,这样的苹果重金属和农药残留会少得多,即便不等于零,也会比普通苹果皮中的残留量小,吃果皮更为放心。

4.植物学家认为,如果一个苹果能吃 15 分钟,可以把口腔里的细菌杀死 90%。

5.医学家们发现,苹果中含有 10% 的发酵糖类,吃完苹果应马上漱口,以防止龋齿发生。

五、选购与贮藏

虽然苹果品种众多,但在选购上,仍以果粒大、果形完整、具本品种本身特性之色泽者为佳。在果肉部分,则以果体坚实者为上品。选购时,可以用手指弹击,其声音清脆响亮就是好苹果了。现仅将几类苹果所具有的感官特点介绍如下,供广大消费者选购时作参考。

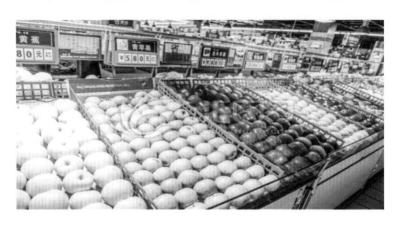

（1）一类苹果主要有红富士、红香蕉（又叫红元帅）、红金星、红冠、红星等品种。

色泽均匀而鲜艳,表面洁净光亮,红者艳如珊瑚,青者黄里透出微红。气味与滋味应具有各自品种固有的清香味,肉质香甜鲜脆,味美可口。外观形态应该选个头以中上等大小且均匀一致为佳,无病虫害,无外伤。

红富士苹果的挑选方法:看苹果柄是否有同心圆,有同心圆是由于日照充分,会比较甜;看苹果身上是否有条纹,越多的越好;苹果是越红、越艳的越好。

（2）二类苹果主要有青香蕉、黄元帅（又叫金帅）等品种。

青香蕉的色泽是青色透出微黄,黄元帅色泽为金黄色。青香蕉表现为清香鲜甜,滋味以清心解渴的舒适感为主。黄元帅气味醇香扑鼻,滋味酸甜适度,果肉细腻而多汁,香润可口,给人以新鲜开胃的感觉。外观形态应该以中等大小、均匀一致为佳,无虫害,无外伤,无

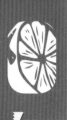

锈斑。

黄元帅苹果的挑选方法:挑颜色发黄的,麻点越多越好;用手掂量,轻的比较绵,重的比较脆。

(3)三类苹果主要有国光、红玉、翠玉、鸡冠、可口香、绿青大等品种。

这类苹果色泽不一,但均具有光泽,洁净,具有本品种的香气。国光苹果滋味酸甜稍淡,吃起来清脆,而红玉及鸡冠苹果,颜色相似,苹果酸度较大。这类苹果个头以中上等大、均匀一致为佳,无虫害,无锈斑,无外伤。

(4)四类苹果主要有倭锦、新英、秋花皮、秋金香等品种。

这类苹果色泽鲜红,有光泽,洁净,具有本品种的香气。但这类苹果纤维量高,质量较粗糙,甜度和酸度低,口味差。

苹果是具有后熟作用的水果。苹果采收后,通常较酸,在冷藏库中,需经过3周至1个月后熟。而从市场买回的苹果,若过分新鲜反而有生涩的味道。因此,苹果购买回来后,可以储藏几天来增加风味及香气,但若储藏过久,果肉就会变松,营养物质也会分解耗尽,食之反而无味。

储藏苹果时,最佳的储藏温度为 $0 \sim 1℃$,相对湿度为 90% 左右。如果在家中,把苹果用塑料袋装好,再放入冰箱中,以免在室温中软化。不过,保存苹果时,切忌在苹果表面洒水,否则,容易造成生斑或腐烂的现象。

另外,新鲜苹果切片后,接触空气会发生氧化作用而变黑,此时可以洒上一些柠檬汁或浸泡一下盐水,可以维持几小时不变色。

家庭中如果要储藏的苹果较多,缸、罐、坛、纸箱、木箱等这些容器都可用来贮藏苹果。所用的缸、罐、坛必须洗净擦干,并用白酒涂擦缸、罐、坛的内壁,也可在其中放半瓶白酒(用量可根据贮量的多少而定),瓶口敞开。苹果采收后先放在阴凉处摊放几天,然后分层放在缸、罐或坛内。装好后再喷洒上白酒,根据贮量不同可喷洒 50～100克/100 千克不等,用棉絮盖上再蒙上一层塑料布封口,防止酒气散发,吃苹果时随取随盖,一般可贮藏半年以上。

六、食用方法

苹果可生食或煮熟食用,也可做成果干、果酱、果子冻等,苹果在很多甜食中都会被用到。

在生食或烹制之前最好在冷水中把苹果洗干净。果肉如果暴露于空气中的话会被氧化而变黑。为防止氧化,要赶快食用或根据用途进行烹制。

煮苹果时可加适量的水用文火煮。根据苹果的食品口感决定是否加糖和加入其他种类的水果。苹果煮熟后,所含的多酚类天然抗氧化物质含量会大幅增加,能达到降低血糖、抗炎杀菌的效果。

1.苹果干的家庭制作

苹果干,即苹果脆片,是将苹果内的水分蒸发掉,外形及颜色几乎不发生变化,从而得到含水量在 5% 左右的制品。

(1)选用果实新鲜饱满,品质良好,八成熟以上,种子呈褐色,组织不萎缩,无霉烂、畸形、冻伤、病虫害及严重机械伤的优质苹果适量(约1 千克)。

(2)用流动的水冲洗原料,将苹果上的残留物及杂质冲洗干净。

(3)把苹果切成 3 毫米厚的薄片并去核。

(4)称取 10 克食盐、1 克柠檬酸溶于 1 千克水中,注意柠檬酸和食盐的充分溶解,并及时把切过的果片浸在护色液内。

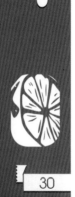

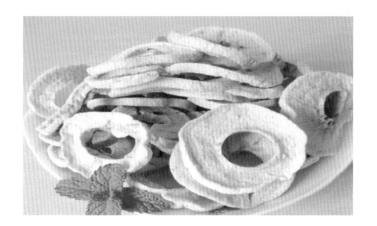

（5）锅内加入 4~5 倍果块重的水,沸腾后,将果片加入,煮 2~4 分钟。

（6）配制 30% 糖度的糖浆溶液 1 千克,把杀青过的果片浸入已制备好的糖浆中,浸泡 30 分钟。

（7）将浸泡好的苹果片码在烤盘上,垫烤布(薄油纸会粘,一般不用,可以用烤网)。

（8）在烤箱温度 75℃ ~80℃ 的条件下干燥 1 小时左右即可。

2.苹果汁的家庭制作

苹果汁有混浊苹果汁和透明苹果汁两种。它们的基本加工工艺相同,只是透明苹果汁制作时需要澄清过滤。我们可以在家里做苹果汁,但制成果汁后应马上饮用。

（1）选取没有腐烂、无病虫害的优质苹果 3 个,新鲜柠檬 2~3 片。柠檬片中的柠檬酸和维生素 C 会起到很好的护色效果。

（2）用流动的水洗净苹果。

（3）把合格的苹果切瓣、去果心。如果去皮榨汁,先削皮再修整。

（4）用不锈钢破碎机将苹果破碎成碎块或手工切成碎块,及时把碎块的苹果和新鲜柠檬片一起送入榨汁机。

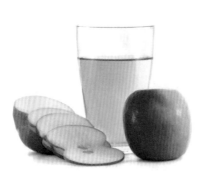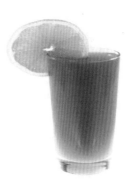

（5）用榨汁机把破碎后的苹果榨出苹果汁。现榨的苹果汁可直接饮用。

（6）透明苹果汁要澄清、过滤。先用酶制剂法澄清后再用饮料过滤机过滤，滤出的苹果汁会澄清透明。

（7）如果不及时饮用，果汁需加热到85℃进行杀菌，杀菌时间一般要维持5分钟左右为宜。

（8）杀菌后的苹果汁要快速冷却至常温。如使用玻璃瓶包装果汁，冷却水的温度不要太低，防止炸瓶。

吃出营养 吃出健康——果品的科学吃法

第三章　山楂

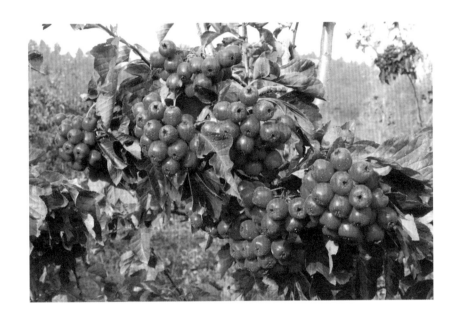

　　山楂,又名山里果、山里红,果实圆球形,红色或金黄色,味酸涩微甜,营养丰富,是我国独有的水果品种,在北方多有栽种。

　　山楂果可生吃或做果脯果糕,干制后可入药,是中国特有的药果兼用树种,具有降血脂、血压、强心、抗心律不齐等作用,同时也是健脾开胃、消食化滞、活血化痰的良药,对胸膈脾满、疝气、血淤、闭经等症有很好的疗效。山楂内所含的黄酮类化合物牡荆素,是一种抗癌作用较强的药物,其提取物对抑制体内癌细胞生长、增殖和浸润转移均有一定的作用。

一、分类

山楂按照其口味分为酸、甜两种,其中酸山楂最为流行。

甜口山楂:外表呈粉红色,个头较小,表面光滑,食之略有甜味。

酸口山楂:分为歪把红、大金星、大绵球和普通山楂几个品种。

歪把红山楂,顾名思义在其果柄处略有凸起,看起来像是果柄歪斜故而得名,单果比正常山楂大,在市场上售卖的冰糖葫芦主要用它作为原料。

大金星山楂,单果比歪把红山楂要大一些,成熟果实上有小点,故得名大金星,口味最重,属于特别酸的一种。

大绵球山楂,单果个头最大,成熟时候果肉是软绵绵的,酸度适中,食用时基本不做加工,保存期短。

普通山楂,山楂最早的品种,个头小,果肉较硬,适合入药,是市场上销售的山楂罐头的主要原料。

二、营养价值

山楂中含有酒石酸、柠檬酸、皂甙、果糖、维生素 C、维生素 B、尼克酸、钙、铁、硒、黄酮类等营养成分,其中维生素 C 的含量在水果中仅次于红枣和猕猴桃,胡萝卜素和钙的含量也很高。因此老年人常吃山楂制品能增强食欲,改善睡眠,保持骨和血中钙的恒定,预防动脉粥样硬化,使人延年益寿,故山楂被人们视为"长寿食品"。山楂所含的黄酮类化合物和维生素 C、胡萝卜素等物质能阻断并减少自由基的生成,增强机体的免疫力,有防衰老、抗癌的作用。

山楂中含有的解脂酶能促进脂肪类食物的消化,山楂还有促进胃液分泌和增加胃内酶素等功效。山楂具有健脾消食的作用,且特别适

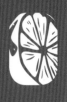

合用来消化肉食,所以如果冬天想多吃点肉,又担心消耗不掉多余的热量的话,可以食用适量的山楂来消食解腻。

三、保健功效

山楂是我们生活中常见的一种果实,它的保健功效非常高,不仅具有助消化、降血脂、抗动脉粥样硬化等功效,对心血管系统也有一定的保护作用。

山楂具有消积化滞、收敛止痢、活血化瘀等功效。山楂中含有的山萜类及黄酮类元素具有显著的扩张血管及降血压的作用,经常吃山楂还能够强健心肌、抗心律不齐、调节血压及胆固醇。

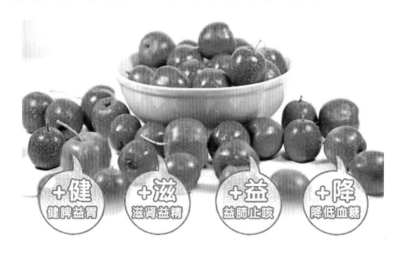

最新研究发现,山楂中含有一种叫牡荆素的化合物,这种物质有抗癌的作用。亚硝胺和黄曲霉素都可能诱发消化道癌症的发生,在山楂中提取的汁液不仅能阻断亚硝胺的合成,还可以抑制黄曲霉素的致癌作用。如果人体出现消化不良的问题,把山楂和大米一起煮来吃,这样既可以助消化,又可以起到辅助抗癌的作用。

山楂还能有效地降低血清胆固醇及甘油三酯,能够有效防治动脉粥样硬化。此外,山楂还具有强心和预防心绞痛的作用。高血压和高血脂及冠心病的患者,每日可取山楂15～30克,水煎代茶饮用,有非常好的辅助治疗作用。

山楂能够活血化瘀,帮助消除瘀血,辅助治疗跌打损伤。山楂对子宫有收缩作用,在孕妇临产时有催生效果。近几年来,山楂在降血脂、降血压、抗脑血及其作用机制方面取得了重大进展。

四、食用宜忌

山楂味酸,加热后会变得更酸,食用后应立即刷牙,否则不利于牙齿健康。牙齿怕酸的人可以吃山楂制品。孕妇应忌食山楂,以免诱发流产。脾胃虚弱者、血糖过低者以及儿童勿食山楂。

山楂不能空腹吃,因山楂中含有大量的有机酸、果酸、山楂酸、枸橼酸等,空腹食用,会使胃酸猛增,对胃黏膜造成不良刺激,使胃脘胀满、泛酸,若在空腹时食用会增强饥饿感并加重原有的胃痛。

现在市场上出现的大量染色山楂需要引起注意,水煎饮用时建议选择正规品牌的山楂。生山楂中所含的鞣酸与胃酸结合容易形成胃石,很难消化掉。如果胃石长时间消化不掉就会引起胃溃疡、胃出血甚至胃穿孔。因此,应尽量少吃生的山楂,尤其是胃肠功能弱的人更应该谨慎食用。

医生建议,最好将山楂煮熟后再吃。胃溃疡患者不宜多吃,因山楂中含酸量大,会损伤胃黏膜,加重病情。血脂过低者也不能多吃,因山楂具有降血脂作用,会使血脂更低。山楂有破血散瘀作用,易导致流产,故孕妇不宜多食。

山楂不可用铁锅熬煮,因果酸可溶解铁锅中的铁垢,能生成低铁化合物,吃后会引起中毒。

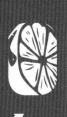

五、选购与贮藏

1.果形

山楂扁圆的偏酸,近似正圆则偏甜。

2.果点

山楂表皮上多有点。果点密而粗糙的酸,小而光滑的甜。

3.产地

产自山东和东北的发酸,产自河北、河南的则酸甜适中。

4.果肉颜色

果肉呈白色、黄色或红色的甜,绿色的酸。

5.果肉质地

软而面的甜,硬而质密的偏酸。

挑选山楂时,以上5个方法任选其一即可。

一般山楂的耐藏性较好,但在贮藏过程中,仍有亟待解决的问题:首先,果实极易失水而萎蔫;其次,易受霉菌侵染而导致大量腐烂。因此,山楂贮藏可以采用以下几种方法。

1.地窖储存:刚采摘下来新鲜的山楂,可以找些干净的沙子,加适量的水,在地窖里铺一层沙子再放一层山楂。第二年开春拿出来吃,还像刚刚摘下来新鲜的一样。

2.冰箱冷藏室储存:这个方法不好的地方就是太占冰箱的地方,对于存储量大的不方便。另外就是要注意密封保存,可预先装在保鲜袋里面,尽量去除里面的空气。

3.制成山楂干:可以先放在烤箱里面烘干,以后想泡水喝时直接拿出来就可以了。需要注意的是,要先把山楂清洗干净。另外也可以切片储存,直接放阳台风干或者晒干即可。

六、食用方法

1.自酿山楂酒的做法

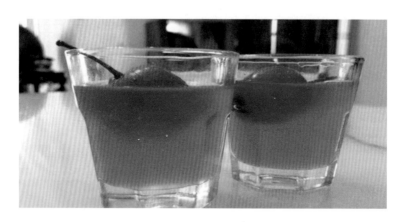

山楂几乎含有水果的所有营养成分。常吃山楂制品能开胃消食，预防动脉粥样硬化，使人延年益寿。酿山楂酒源于人们对长寿的渴望，因此山楂酒又有长寿酒的美誉。

原料：散白酒 10 斤、山楂 2 斤、白糖 2 斤。

用具：大于 15 升容器 1 个。适用陶瓷容器、玻璃容器、塑钢容器、不锈钢容器。禁用铜、铁、铝容器以及有毒容器。

加工步骤：

（1）将 10 斤散白酒加水 10 斤（生水、凉白开、矿泉水、软化水均可），降度 25% 左右，放入大于 15 升容器中备用。

（2）选取大绵球山楂，去掉杂果、烂果、病果及杂质。迅速用清水冲洗一遍（冲洗时间不易过长），控干余水。

（3）将控干余水的山楂拍碎，以碎裂为宜。

（4）将拍碎的山楂果放入降好度的白酒内，搅拌均匀，密封浸泡 15 天以上。隔天搅拌一次。

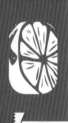

（5）山楂浸泡到期,捞出山楂,余酒用纱布过滤。

（6）白糖加水 2 斤,放火上不断搅拌至开锅,呈微黄色离火。糖水晾凉后徐徐加入山楂酒内,边加入边搅拌边品尝,直至适合自己口味为宜。

（7）山楂酒配糖浆之后即可饮用,余酒密封于玻璃容器内,置于阴凉处存放。

刚刚配好的山楂酒均有涩感和青果味,口感不是很好。1 个月后,随着存放时间的延长,山楂酒会变得越来越好喝,其酸甜适口、酒体协调、醇厚绵长、果香浓郁。

2.山楂汤

原料:山楂 500 克,冰糖 100 克。

制法:洗净山楂,去蒂,去籽,用水煮,至山楂烂熟再放入冰糖,饮其汤。

功效:酸甜可口,消脂解腻。

3.山楂茶

原料:山楂 500 克,干荷叶 200 克,薏苡仁 200 克,甘草 100 克。

制法:将以上几味共研细末,分为 10 包,每日取一包以沸水冲泡,代茶饮。

功效:每天饭后喝山楂茶能去油、润肠、通便,而且能有效解决便秘引起的腹胀问题。

4.山楂银菊

原料:山楂、银花、菊花各 10 克。

制法:将山楂拍碎,与银花、菊花共同放入杯中代茶冲饮。

功效:对调节血脂有很好的效果。

5.山楂橘皮

原料:生山楂、橘皮、荷叶各 20 克,生薏仁 10 克。

制法:将以上几味共研细末,用沸水冲泡饮用。

功效:有降火消脂之功效。如果你吃了油腻又上火的火锅,那一定要喝这道茶。

6.山楂瓜皮饮

原料:山楂 20 克,冬瓜皮 30 克,首乌、槐树角各 10 克。

制法:将以上几味共同入锅中煎煮 20 分钟,滤汁饮用。

功效:山楂、冬瓜都是减肥比较好的食品,此饮有减肥功效。

7.美颜瘦身茶

原料:生山楂、生首乌、夏枯草、泽泻、莱菔子各 10 克。

制法:将以上各味同入砂锅加水煎煮,滤汁饮用。

功效:既可减肥,又可滋养皮肤。

8.双根茶

原料:茶根、山楂、芦根各 15 克。

制法:将以上各味同煎煮 20 分钟,滤汁饮用。

功效:分解油脂能力超强。

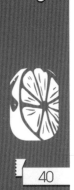

吃出营养 吃出健康——果品的科学吃法

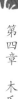

第四章　木瓜

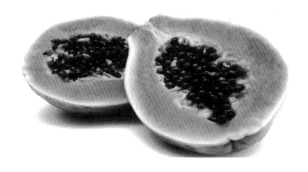

　　木瓜作为一种药食两用的名贵瓜果,在我国很早就有研究和应用。俗语有"杏一益,梨二益,木瓜百益"之说,因此木瓜也被称作"百益果",是卫生部2003年公布的30个药食兼用的食品之一。

　　木瓜又叫海棠梨、铁脚梨,性温、味甘酸,主产四川、湖北、安徽、浙江,而以安徽宣州木瓜为佳。木瓜香而脆,有祛湿、舒筋、和胃等功效。作为水果食用的木瓜实际是番木瓜,又名乳瓜、番瓜、文冠果,番木瓜产于华南及云南等地,未成熟者可作为蔬菜食用,成熟后可当作水果生食。又因有通乳功能,适宜产妇缺奶时食用,故又称"乳瓜"。木瓜的果皮光滑美观,果肉厚实细致、香气浓郁、汁水丰多、甜美可口、营养丰富,有"百益之果""水果之皇""万寿瓜"之雅称。

一、分类

木瓜在全世界共有 5 个品种,其中 4 种原产于我国,分为皱皮木瓜、毛叶木瓜、光皮木瓜、西藏木瓜和日本木瓜。国外按花色将木瓜品种划分为纯白、白带粉红、粉红、橙红和红五大类群,再结合单瓣、半重瓣、重瓣分为 22 个小类群。其中,皱皮木瓜为灌木型,木瓜树高 1~2 米,果实木质素含量低,药用价值高,可加工成木瓜果脯、木瓜酱等。光皮木瓜为高大乔木型,果实木质素含量高,香精含量高,可加工提取香料、空气清新剂、洗面奶等。西藏木瓜为灌木或小乔木,通常多刺,叶全缘,产于西藏及四川西部高山区湿润地段。

我国的木瓜种质资源分布广泛,东至辽宁、山东、浙江,西至新疆、西藏,南至云贵、广西,北至陕甘、河北等地均有分布。南方的木瓜多为野生小乔木,果实小型;北方多为乔木、灌木和小灌木,果实中、大型。随着木瓜的药用、食用价值逐渐被人们所认知,各地纷纷开发当地木瓜资源。

二、营养价值

木瓜是大家所熟悉的水果,不但味道又香又甜,而且有保健、美容的功效。一般来说颜色越深的水果和蔬菜其营养价值就越高。木瓜的肉色鲜红,含有大量的胡萝卜素,而胡萝卜素是一种天然的抗氧化剂,能有效对抗破坏身体的细胞,所以常吃木瓜还可以达到防癌的功效。

木瓜富含 17 种以上氨基酸及钙、铁等微量元素,还含有木瓜蛋白酶、番木瓜碱等。其中维生素 C 的含量是苹果的 48 倍,半个中等大小的木瓜可以提供成人一天所需的维生素 C。木瓜在中国素有"万寿

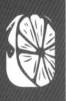

吃出营养 吃出健康——果品的科学吃法

果"之称,顾名思义,多吃可延年益寿。

在木瓜的乳状液汁中含有一种被称为"木瓜酵素"的蛋白质分解酶,它跟胃蛋白酶和胰蛋白酶一样,能够分解蛋白质,有辅助治疗肠胃炎、消化不良等症的作用。

木瓜酵素中含有丰富的丰胸激素及维生素 A,能刺激女性荷尔蒙分泌,并刺激卵巢分泌雌激素,使乳腺畅通,因此木瓜有丰胸作用。木瓜还可以促进肌肤代谢,帮助溶解毛孔中堆积的皮脂及老化角质,让肌肤显得更明亮、更清新。木瓜还可分解蛋白质、糖类,可分解脂肪,去除赘肉,促进新陈代谢,及时把多余脂肪排出体外。

木瓜具有美白、丰胸等美容功效,既可以生食,也可以熟食。木瓜性温,不寒不燥,可以使人体吸收的营养更加充分,让皮肤变得光洁柔嫩,在减少皱纹的同时,让面色更加红润。木瓜还能解暑气,也具有生津止渴的作用,在夏天燥热的时候吃木瓜,既可以防暑又可以止咳,还可以补充人体的水分。

三、保健功效

木瓜味道鲜美且兼具食疗作用,对女性更有美容功效。木瓜所含的蛋白分解酵素有助于分解蛋白质和淀粉。木瓜中含有胡萝卜素和丰富的维生素 C,它们有很强的抗氧化能力,能够帮助机体修复组织,消除有毒物质,增强人体免疫力,帮助机体抵抗病毒的侵袭。木瓜果实中的有效成分能提高吞噬细胞的功效。木瓜主要的保健功效如下:

促进消化:木瓜中含木瓜蛋白酶,能将脂肪分解为脂肪酸,它还含有酵素,有利于蛋白质食物的消化吸收,常食可促进消化吸收,增强肠胃功能。

促进乳汁分泌:木瓜中含有凝乳酶、木瓜蛋白酶等物质,具有通乳功能。

抑菌、杀虫：木瓜中含番木瓜碱和木瓜蛋白酶等物质，对结核杆菌、绦虫、蛔虫、鞭虫和阿米巴原虫等有明显的抑制作用。

抑止痉挛：木瓜中含有番木瓜碱物质，可缓解胃肠平滑肌和四肢肌肉的痉挛，对胃肠道痉挛和腓肠肌痉挛所引起的腹痛和肌肉疼痛等有较好的疗效。

愈合溃疡：将木瓜汁涂于皮肤溃疡表面，可促进溃疡伤口的愈合。

健体、保肝：木瓜能增强机体免疫力，并对四氯化碳引起的急性肝损伤有促进肝再生的作用。

此外，木瓜中所含的番木瓜碱对淋巴细胞白血病有一定治疗效果。

四、食用宜忌

营养缺乏、消化不良、肥胖和产后缺乳的人适宜食用。可切成小块鲜食，也可制成冰糖木瓜汁。南方的番木瓜可以生吃，也可作为蔬菜和肉类一起炖煮。北方的宣木瓜多用来治病，不宜鲜食。

另外过敏体质者应慎食。体质虚弱及脾胃虚寒的人不要食用经过冰冻后的木瓜。怀孕时不能吃木瓜，因为此时吃木瓜会引起子宫收缩和腹痛。

五、选购与贮藏

选木瓜要选择肚大的木瓜，瓜肚大证明木瓜肉厚，因为木瓜最好吃的就是瓜肚的部分。如果是新鲜摘下来的木瓜，瓜蒂会流出像牛奶一样的液汁，通过查看瓜蒂的情况可推断木瓜是否新鲜，不新鲜的木瓜会发苦。瓜身要光滑，没有摔、碰的痕迹，且拿在手里比较坠手的木

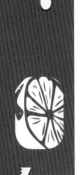

吃出营养 吃出健康——果品的科学吃法

瓜含汁水多。买回的木瓜如果当天就要吃的话,就选瓜身全都黄透的,轻轻地按木瓜的肚有点软的感觉,就是熟透的。具体选购方法如下:

(1)挑选木瓜首先要辨别成熟度,挑选颜色较深黄的,味道会比较鲜甜。一般表面青绿色的话,都是不成熟的,口味自然不是很甜。

(2)木瓜表皮有些小斑点的通常是熟透的,吃起来会很甜。但要注意,有些太过熟透的木瓜,会有轻微的腐烂,表皮也会有斑斑点点,那是腐烂的标志,要注意辨别。

(3)要挑选表皮上有黏胶质的木瓜,那是糖胶,这样的木瓜通常都很甜。

(4)选木瓜的时候可以闻一闻味道,一般熟的木瓜味道很清香。若没有什么味道的话,证明木瓜还未熟透。如果有发臭的味道,一定不要买,有可能木瓜内已经腐烂发霉了。

(5)买木瓜不仅要买甜的,也要注意买新鲜的,一般可以从木瓜蒂下手,木瓜蒂看起来如果呈现绿色且新鲜的话,木瓜通常是刚摘下来没多久,味道自然还是比较鲜美的。另外还可以看看木瓜蒂是否有白色的乳汁溢出,新鲜的木瓜都会有白色乳汁溢出,那是木瓜胶。

(6)若想挑选好吃的木瓜,就要选木瓜肚较鼓的木瓜,通常肚子鼓的都是母瓜,肉多籽少,味道鲜甜。

(7)平时挑选木瓜除了用嗅觉、视觉,还要用到触觉,可以用手轻按一下木瓜肚,如果手能按得动木瓜,且不是塌的话,一般都是熟了的。

大量储藏木瓜时一般用麻袋包装,每件 50 千克左右。贮于阴凉干燥处,温度 30℃ 以下,相对湿度 70%~75%。商品安全水分 10%~15%。在家庭中适用的贮藏方法如下:

（1）成熟的木瓜果肉很软,不易保存,购回后要立即食用。若买后不打算立即食用,建议选择尚未全黄略带青色为佳,待回家后摆放1~2天,再以报纸包好放入冰箱冷藏,至多可以保存约4~5天。

（2）青木瓜富含木瓜蛋白酶等物质,影响口感和味道,因此,未熟透的青木瓜不适合生食。青木瓜在摘下来后,往往很耐储藏,且有一定的自熟能力,因此,有不少人探亲访友时遇不上成熟木瓜,也要摘一些青木瓜回去。如果带回来的木瓜还没有熟透到表皮,即表皮还是深绿色,还没有泛黄或是呈现淡橘红色,木瓜按压起来也还很硬,则可以常规放置,等木瓜自己成熟到表皮了,再做其他保存处置。注意,青木瓜要放置在阴凉干燥处,避免阳光直射,往往能储藏一两个月以上。

（3）冰箱、冰柜或是冰库冷藏也是保存新鲜木瓜的好方法。七八分成熟的木瓜最适合冷藏,不但保存时间长,往往能保存半个月以上,且不影响口感和味道,但建议冷藏保存时间最好控制在10天以内。过熟的木瓜,即使是冷藏,也往往不到一周即发生软烂,且最后口感和味道变得很差。青木瓜不适合冷藏,很多品种的青木瓜在低温下不但不能自熟,还会导致木瓜变得苦涩而难以下咽。

六、食用方法

1.木瓜果干

材料:木瓜3000克,白砂糖30克。

（1）选取个体大无机械伤、病斑,七八成熟,果面部分呈黄绿色的果实。木瓜去皮、去籽后沿果实纵轴切开,切成长5厘米、宽2~3厘米、厚0.6厘米的长条。

（2）将切好的瓜条浸入下列混合液中:0.5%氯化钙+0.3%亚硫酸

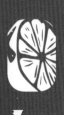

钠+1%氯化钠+0.5%磷酸二氢钾,浸泡 2 小时。氯化钙起硬化作用,亚硫酸钠起护色作用,氯化钠有利于胶体及糖液渗入果肉,可改善瓜条的透明度,磷酸二氢钾可提高凝胶强度。

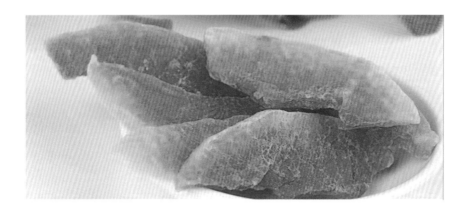

（3）在锅中加入适量的水并加热,把木瓜片放入 95℃热水中烫漂 3 分钟。然后捞起并浸入冷水中急速冷却。

（4）把晾冷的木瓜片控干水分。

（5）放入 200 克的白糖拌匀后腌制 4 小时。

（6）把腌好的木瓜片控干糖水,放太阳下晒 2~3 小时。

（7）再往木瓜片中拌入剩下的白糖,拌匀腌 4~6 小时,再拿到太阳下晾晒,直到水分晒干,含水量在 20%~25%左右。此时产品外表色正光亮,甜度适中。然后就可以密封保存并食用。

2.木瓜汁

木瓜汁除了能助消化外还能消暑解渴、润肺止咳。它特有的木瓜酶素能清心润肺并辅助治疗胃病,它独有的木瓜碱具有抗肿瘤功效,对淋巴性白血病细胞具有强烈抗癌活性。

主料:木瓜 1 个。

（1）将木瓜去皮、去核,放入榨汁机中。

（2）榨汁机中再加入适量的冷开水、蜂蜜，搅拌均匀，倒入杯中即可食用。

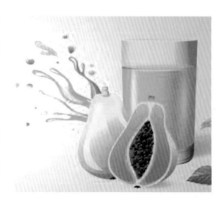

3.冰糖木瓜

冰糖木瓜具有清热润肺的功效，适用于肺热干咳、虚热烦闷等病症。

将木瓜去皮以后切成块，去籽，放入锅内然后加一些冰糖炖上20分钟即可。冰糖木瓜可以有效地补充人体的养分，增强机体的抗病能力。

第五章　桃

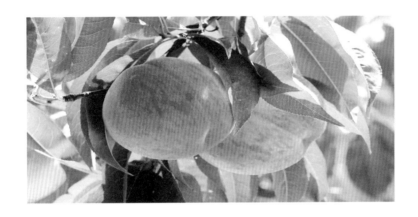

　　桃为蔷薇科、桃属植物。我国桃子品种极为丰富,据统计全世界约1000个品种以上,我国有800个品种,用于生产栽培的有30种左右。桃汁多味美,芳香诱人,色泽艳丽,营养丰富。果肉有白色和黄色的,一般在亚洲最受欢迎的品种多为白色果肉,汁多味甜。

　　桃素有"寿桃"和"仙桃"的美称,因其肉质鲜美,又被称为"天下第一果"。桃富含多种维生素、矿物质及果酸等,纤维素及果胶含量颇多,有缓解便秘的功效。其含铁量居水果之冠,为苹果和梨的4~6倍,是缺铁性贫血病人的理想辅助食物。

一、分类

　　桃较重要的变种有油桃、蟠桃、寿星桃、碧桃,其中油桃和蟠桃都作果树栽培,寿星桃和碧桃主要供观赏,树高 4~5 米。核果除蟠桃外,多为圆形或长圆形,果面除油桃外,均布有茸毛。果肉白、黄色或夹红晕,少数呈红色;肉质柔软、脆硬或密韧,核表面具不同沟点纹路。

北方的桃品种:果实顶端尖而突起,缝合线较深,树形较直。耐旱抗寒,从 5~12 月陆续采收。主要分布于华北、西北和华中一带。

南方的桃品种:果实顶端圆钝,果肉柔软多汁,树冠开展,通常长枝结果,花芽多为复芽。抗旱及耐寒力较北方品种群稍弱,主要分布于华东、西南和华南等地。

黄肉桃品种:果皮和果肉均为金黄色,肉质较紧密强韧,适于加工和制罐头。中国西北、西南地区栽培较多,华北和华东地区较少。

蟠桃品种:果实扁平形,两端凹入,树冠开展,枝条短密。江苏和浙江栽培最多,华北和西北较少。

油桃品种:果实外面无毛。产于西北各省区,尤以新疆、甘肃栽植较多。

二、营养价值

1. 桃有补益气血、养阴生津的作用,可用于大病之后气血亏虚、面黄肌瘦、心悸气短者食用。

2. 桃的含铁量较高,是缺铁性贫血病人的理想辅助食物。

3. 桃含钾多,含钠少,适合水肿病人食用。

4. 桃仁有活血化瘀、润肠通便的作用,可用于闭经、跌打损伤等症的辅助治疗。

5. 桃仁提取物有抗凝血作用,并能止咳,同时能使血压下降,可用于高血压病人的辅助治疗。

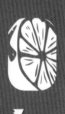

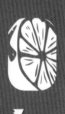吃出营养 吃出健康——果品的科学吃法

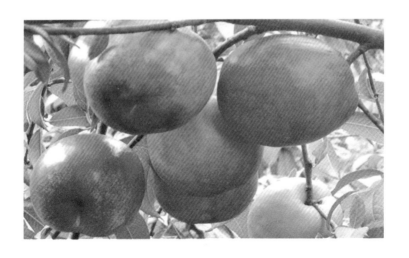

三、保健功效

桃有生津润肠、活血消积、止喘、降压、美容、利水消肿等功效,可用于夏日口渴、肠燥便秘、妇女痛经闭经、伤津口渴、积滞内停、虚劳喘咳、高血压等症的辅助治疗。桃含钾量较高,可作为水肿病人服利尿药时的辅助食物,有补钾作用。桃有活血化瘀作用,对因过食生冷而引起痛经者更适宜。桃还可以增加人体对铁的吸收,对皮肤代谢有促进作用。桃是低热量、低脂肪水果,可预防肥胖、糖尿病、心脏病。桃中所含丰富的胡萝卜素可预防多种癌症和心脏病。桃中纤维素含量较高,可预防结肠癌和直肠癌。

四、食用宜忌

桃对于一般人群来说均可食用,尤其适合老年体虚、肠燥便秘者及身体瘦弱、阳虚肾亏者食用。但是对于内热偏盛、易生疮疖、糖尿病患者则不宜多吃,婴儿、孕妇、月经过多者也应忌食。

以下四类人最好少吃或不吃桃子:

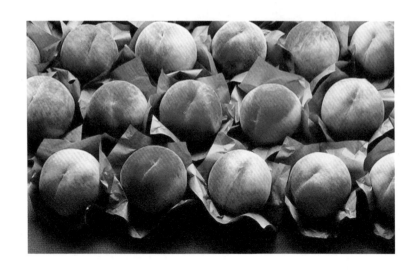

（1）平时内热偏盛、易生疮疖的人不宜多吃。

（2）最好不要给婴幼儿喂食桃子，因为桃子中含有大量的大分子物质，婴幼儿肠胃透析能力差，无法消化这些物质，很容易造成过敏反应。

（3）多病体虚的病人以及胃肠功能太弱的病人不宜食用，因为它会增加肠胃的负担。

（4）吃桃会引发过敏的人群当然也要少吃或不吃为好。

值得注意的是，没有完全成熟的桃子最好不要吃，吃了会引起腹胀或腹泻。

桃在食用时有以下注意事项：

（1）桃子生吃前一定要将表皮的茸毛清除干净，以免刺入皮肤引起皮疹，或吸入呼吸道从而刺激食道或喉头，引起咳嗽、咽喉刺激等不适症状。清除茸毛时，先用刷子刷掉茸毛，然后清洗干净；也可以用盐水清洗，再用清水冲净。

（2）桃子属辛、酸、甘、温性食物，多吃会令人生热上火，尤其是未成熟的桃子，更不可多吃，否则会引起腹胀。如果将鲜桃加工成果脯，适量常食,可有利于身体健康。

（3）如果要充分地将桃子的香味、甘味发挥出来,不要把它放在冰箱中保存。因为在冰箱中会使桃子的香味不断挥发,而甘味也会随之减少。因此,正确的做法是把桃子存放在室温中即可。

五、选购与贮藏

1.桃的选购

挑选桃子时用手摸一下,若表面毛茸茸、有刺痛感的是没有被浇过水的,稍用力按压时硬度适中不出水的为宜,太软则容易烂。颜色红的桃子不一定甜。桃核与果肉分离的不要买,核与肉粘在一起的,果肉才比较甜。具体挑选方法如下:

（1）桃子的外观,从个体上来说,首先要个大饱满,其次要表面光滑（毛桃要绒毛均匀）,无暗斑,表皮无伤为宜。而且要注意观察,质地好的桃子顶端和向阳的部位一般呈现出红色。如果大家买到通体是红色的桃子就要注意了,有可能是催熟的桃子。

（2）桃子新不新鲜,可以看桃子的果梗是不是绿色的,黄色或者黑色说明桃子放置的时间已经很长了。同时新鲜的桃子表面都会有一层密集的小绒毛保护果实,如果桃子表面的绒毛比较少或者被浇过水了,说明桃子不新鲜了。

（3）桃子甜不甜,看果梗的凹槽深不深,越深越甜;同时果肉为黄白色为宜,果肉为白色夹杂一些红色的桃子也不错,这种桃子水分足,甜度适宜。

（4）好的桃子,果体质地紧实。如果发现果体有部位松软,则有可能内部开始变质。

2.桃的贮藏

桃是夏季常吃的一种水果,味道甘甜爽口,但桃买回来之后,如果是两三天就吃完,就不必采取什么措施,常温存放即可。但是如果需要一段时间才能吃完,最好放在冰箱里。

冰箱保存法:

先用50℃的水清洗,因为50℃的水可以杀死桃表皮的细菌和虫子,但又不会烫坏桃的表皮。然后用干毛巾把桃擦干净,放在塑料袋或者保鲜袋里,然后放在冰箱里冷藏。较耐贮藏的品种在0~4℃的稳定条件下可贮藏4周,品质仍然良好。但桃子冷藏时间过长,会淡而无味,因此,其贮藏期不宜过长。

桃放入冰箱保鲜效果虽好,但是会流失桃子中的水分,如果存放时间不长的话,可以将桃子放在阴凉的橱柜中。水果存放时都要注意的一点就是一定要将好的和差的分开存放,否则差的水果腐烂后会加速好水果变质。

六、食用方法

1.桃酱罐头

(1)选择充分成熟、馥郁味浓的桃子作原料。

(2)将原料中的病虫果、糜烂果实剔去。把好的桃子放在0.5%的明矾水中洗涤脱毛,再用清水冲刷干净,切半、去皮、去核。

(3)将修整、洗净后的桃块用绞板孔径为8~10毫米的绞肉机绞碎,并立刻加热软化,避免变色和果胶水解。

(4)配料:取果肉2.5千克、白砂糖2.5千克(包括软化用糖)及柠檬酸适量。

(5)软化和浓缩:果肉2.5千克,加10%的糖水约1.5千克,放在夹

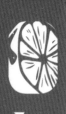

层锅内加热煮沸约 20~30 分钟,使果肉充分软化,要不断搅拌,避免焦糊。此后加入规定量的浓糖液煮至可溶性固形物含量达60%时,加入淀粉糖浆和柠檬酸,继续加热浓缩,至可溶性固形物达 66% 左右时出锅,立刻装罐。

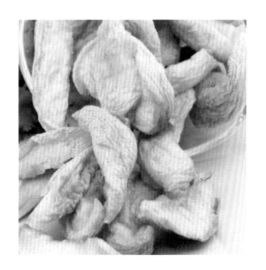

（6）装罐、密封:将桃酱装入经清洗、消毒的玻璃罐内,最上面留恰当空隙。在酱体的温度不低于 85℃ 时立刻密封,旋紧瓶盖,将罐倒置 3 分钟。

（7）杀菌、冷却:玻璃罐在开水中煮沸 10 分钟,此后分段冷却至30℃ 以下,放冰箱中低温冷藏。成品呈现红褐色或琥珀色,均匀一致,具备桃子酱风味。

2.桃干

（1）选用离核品种,果形大、含糖量高、肉质紧厚、果汁较少、肉色金黄、香气浓、纤维少的果实,八九分熟。

（2）剔去烂、病、损害及未成熟的果实。再把桃毛刷掉,然后用流动清水冲刷干净。此后用不锈钢刀沿果实的"缝合线"对半切开,挖去果核,再切片。

（3）将桃片在沸水中漂烫 5~10 分钟,捞起沥干。

（4）将桃片在烈日下暴晒,并经常翻动,以加速干燥。当晒到六七成干时,放在阴凉处回软两三天,再进行晾晒,直到晒干。这时其含水量应为15%~18%。也可直接送入烘房烘干,温度控制在55~65℃,相对湿度30%,干燥10小时。

(5)先除去不合格的桃片,此后将合格桃片密闭贮藏,使桃片水分均匀,质地柔软。最后,可用食品袋、纸箱包装。

吃出营养 吃出健康——果品的科学吃味

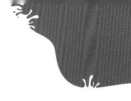

第六章　李子

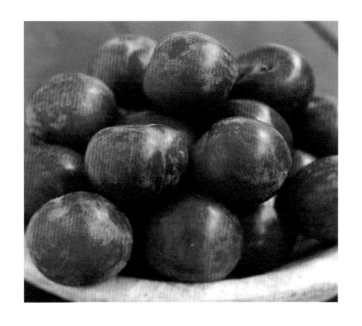

李子又名嘉庆子、布霖,其果实7~8月间成熟,饱满圆润,玲珑剔透,形态美艳,口味甘甜,是人们最喜欢的水果之一。世界各地广泛栽培。

一、分类

李子的品种很多,根据果皮和果肉的颜色可分为红皮类和黄皮类。红皮李中又有黄肉和红肉之分,黄皮李中只有黄肉。根据果肉的软硬可分为水蜜李类和脆李类。李子的果实为球形,表面光滑。

二、营养价值

李子中含有多种营养成分,有养颜美容、润滑肌肤的作用,李子中的抗氧化剂含量高得惊人,堪称是抗衰老、防疾病的"超级水果"。

李子的营养略低于桃子,含糖、微量蛋白质、脂肪、胡萝卜素、维生素 B_1、维生素 B_2、维生素 C、烟酸、钙、磷、铁、天门冬素、谷酰胺、丝氨酸、甘氨酸、脯氨酸、苏氨酸、丙氨酸等成分,另外还含有其他矿物质、多种氨基酸以及纤维素等。

三、保健功效

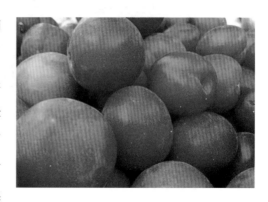

李子味酸,能促进胃酸和胃消化酶的分泌,并能促进胃肠蠕动,因而有改善食欲、促进消化的作用,尤其对胃酸缺乏、食后饱胀、大便秘结者有效。新鲜李肉中的丝氨酸、甘氨酸、脯氨酸、谷酰胺等氨基酸有利尿消肿的作用,对肝硬化有辅助治疗效果。

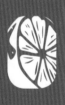

李子具有以下保健功效:

(1)解酒:李子具有解酒醉、令人清醒的作用。

(2)消除疲劳:饮用李子制成的果汁,对于食欲不振、身体疲倦有一定的好处。

(3)散瘀、润肠:李子可散瘀、利水、润肠,可用于跌打瘀血、痰饮咳嗽、水气肿满、大便秘结等病症的辅助治疗。

(4)清热、解毒:李子具有清热、解毒的功效,可辅助治疗痢疾、丹毒、牙痛等症。

（5）生津止渴：李子具有清热、生津止渴、消食开胃的作用，是虚烦内热、消化不良患者的理想食疗果品。

（6）利尿：食用新鲜李子，不仅能促进排尿，还可减轻肝硬化造成的腹水。

（7）降压、导泻、镇咳：李子核仁中含苦杏仁甙和大量的脂肪油，药理证实，它有显著的利水降压作用，并可加快肠道蠕动，促进干燥的大便排出，同时也具有止咳祛痰的作用。

注意事项：

（1）李子果酸含量高，肠胃不良者应少食，过量食用易引起胃痛。

（2）李子多食生痰，且易损坏牙齿，体质虚弱的人应少食为好。

四、食用宜忌

一般人群均能食用。

发热、口渴、肝病腹水者，教师、演员音哑或失音者，慢性肝炎、肝硬化者尤益食用。

李子果酸含量较高，多食伤脾胃，过量食用易引起胃痛，有溃疡病及急、慢性胃肠炎患者忌服。

多食易生痰湿、伤脾胃，又损齿，故脾虚痰湿者及小儿不宜多吃。

五、选购与贮藏

1.怎么挑选李子

首先，看看李子的形状和颜色，好的李子应该是小而圆，表面光滑。奇形怪状的、表面粗糙严重的不能要。颜色选果皮光亮、半青半红的较好。

其次,用手轻轻摸一摸李子,如果果肉结实、软硬适中的,是比较好的李子。如果感觉很硬,那就是生李子;捏起来很软的,成熟度太高,不宜购买,也放不长时间。

挑选时也可以找个比较好的李子,咬一小口品尝一下,如果有强烈的苦涩味道,这样的李子不能要。如果咬一口就感到汁液饱满,就是比较不错的李子。

如果可能的话可以做个小实验。把李子放进水杯里,如果李子长时间漂浮在水面上,这样的李子很可能有毒,不要购买。反之是正常的、无害的李子。

此外,还要留意是否是喷洒农药的李子,有农药的最好不要买。残留农药对人体有害。若表面有粉状残留的李子,一般都喷了农药,购买时要看仔细。

2.怎样贮藏李子

如果李子不多,可以直接放冰箱里存放,不要清洗。存放时将李子最好码在一起,减少磕碰,因为磕碰过的李子就保存不了多久了。冷藏温度在0℃~1℃为宜。也可用厚0.025毫米的聚乙烯薄膜袋封闭贮藏李子,贮藏时将李子去梗,剔除病虫、伤烂果后,装入聚乙烯薄膜小袋,每袋装 1~1.5 公斤,密封后置于-1℃的温度条件下,可保存 2~3 个月。

如果李子挺多,冰箱里放不下的话,也可以放在纸盒里。不过最好在纸盒里放一块塑料膜,把李子一个个码放进去,隔几层可以放点软纸壳,再把塑料膜盖上,最后用牙签将塑料膜扎一些小洞,不然会捂烂的。放在阴凉处,这样差不多可以存放半个月。

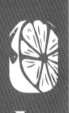

六、食用方法

李子糖水：将洗干净的李子放入水中用大火煮，将李子煮裂，然后放入适量红糖，用糖多少要根据自己的口味而定。用勺子搅拌，等李子汁变黏稠就可以出锅了。放到冰箱冰镇，味道清爽，甜美异常。

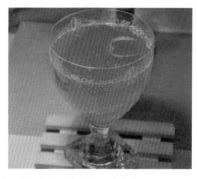

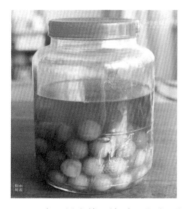

李子酒：李子和糖的比例为 10：1。选两公斤成熟的李子，清洗干净，让表皮的水分自然风干。将李子切十字花刀，加入适量的白糖，搅拌均匀，装入准备好的玻璃瓶中，加入高度白酒适量，密封两周就可以饮用了。

李子果酱：将李子洗干净，取果肉，用白糖腌制，喜欢甜的可以多放点糖，然后放到锅里面熬，再加入麦芽糖，也是根据口味而定。将李子肉熬成糊状，出锅的时候放入柠檬汁即可。

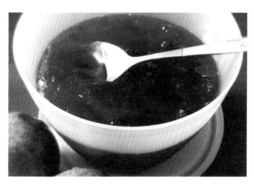

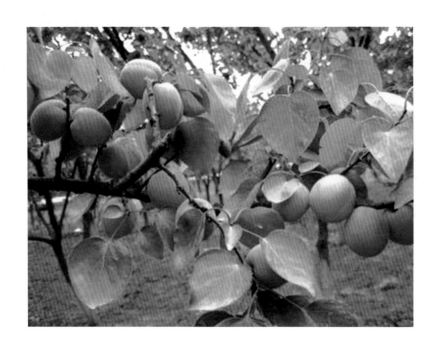

吃出营养 吃出健康——果品的科学吃味

　　杏是中国北方的主要栽培果树品种之一，以果实早熟、色泽鲜艳、果肉多汁、风味甜美、酸甜适口为特色，在春夏之交的果品市场上占有重要位置，深受人们的喜爱。

　　杏又称杏子，其果肉、果仁均可食用。它原产于中国，野生种和栽培品种资源都非常丰富。果实多为球形，直径约2.5厘米以上，白色、黄色至黄红色；果肉多汁，成熟时不开裂。核为卵形或椭圆形，两侧扁平，顶端圆钝；种仁味苦或甜。花期3~4月，果期6~7月。

杏肉除了供人们鲜食之外，还可以加工制成杏脯、糖水杏罐头、杏干、杏酱、杏汁、杏酒、杏青梅、杏话梅、杏丹皮等；杏仁可以制成杏仁霜、杏仁露、杏仁酪、杏仁酱、杏仁点心、杏仁酱菜、杏仁油等。

一、分类

全世界杏属植物划分为 6 个地理生态群和 24 个区域性亚群，共有 10 个种。其中中国就有 9 个种：普通杏、西伯利亚杏、辽杏、紫杏、志丹杏、政和杏、李梅杏、藏杏、梅。栽培品种近 3000 个，普通杏种分布最广。

杏久经栽培，中国杏的主要栽培品种，按用途可分以下三类。

1. 食用杏类

果实大，肥厚多汁，甜酸适度，着色鲜艳，主要供生食，也可加工用。在华北、西北各地的栽培品种约有 200 个以上。按果皮、果肉色泽约可分为三类：果皮黄白色的品种，如北京水晶杏、河北大香白杏；果皮黄色者，如甘肃金妈妈杏、山东历城大峪杏和青岛少山红杏等；果皮近红色的品种，如河北关老爷脸、山西永济红梅杏和清徐沙金红杏等。这些都是优良的食用品种。

2. 仁用杏类

果实较小，果肉薄。种仁肥大，味甜或苦，主要采集杏仁，供食用及药用，但有些品种的果肉也可干制。甜仁的优良品种，如河北的白玉扁、龙王扁、克拉拉等。苦仁的优良品种，如河北的西山大扁、冀东小扁等。

3. 加工用杏类

果肉厚，糖分多，便于干制。有些品种，可肉、仁兼用。例如新疆的阿克西米西、克孜尔苦曼提、克孜尔达拉斯等，都是可鲜食、制干和取仁的优良品种。

二、营养价值

杏果实营养丰富,含有多种有机成分和人体所必须的维生素及无机盐类,是一种营养价值较高的水果。杏仁的营养更丰富,含蛋白质23%～27%、粗脂肪50%～60%、糖类10%,还含有磷、铁、钾等无机盐类及多种维生素,是滋补佳品。其中,未成熟果实中含类黄酮较多,类黄酮有预防心脏病和减少心肌梗死的作用,因此食用不太成熟的杏肉时有预防心脏病的功效。杏是维生素 B_{17} 含量最为丰富的果品,而维生素 B_{17} 又是极有效的抗癌物质,并且只对癌细胞有杀灭作用,对正常健康的细胞无任何毒害,因此食用杏肉有防癌的功效。

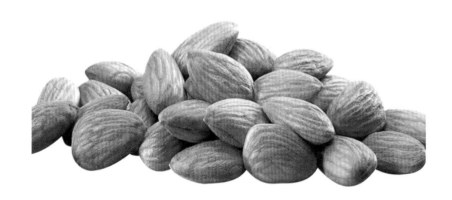

杏的营养价值很高,而杏仁的营养价值更丰富。杏仁含有丰富的单不饱和脂肪酸,有益于心脏健康。含有维生素 E 等抗氧化物质,能预防疾病和早衰。杏仁中含蛋白质27%、脂肪53%、碳水化合物11%,每百克杏仁中含钙 111 毫克、磷 385 毫克、铁 70 毫克,还含有一定量的胡萝卜素、抗坏血酸及苦杏仁甙等。

甜杏仁是一种健康食品,适量食用不仅可以有效控制人体内胆固

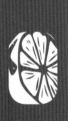

醇的含量,还能显著降低心脏病和多种慢性病的发病危险。素食者食用甜杏仁可以及时补充蛋白质、微量元素和维生素,例如铁、锌及维生素 E。甜杏仁中所含的脂肪是健康人士所必需的,是一种对心脏有益的高不饱和脂肪。甜杏仁中不仅蛋白质含量高,其中的大量纤维可以让人减少饥饿感,这对保持体重有益。纤维有益肠道组织并且可降低肠癌发病率、胆固醇含量和心脏病的危险。所以,肥胖者选择甜杏仁作为零食,可以达到控制体重的效果。最近的科学研究还表明,甜杏仁能促进皮肤微循环,使皮肤红润光泽,具有美容的功效。

三、保健功效

杏果有良好的医疗作用,在中草药中居重要地位,主治风寒肺病,有生津止渴、润肺定喘的功效,可用于治疗热伤津、口渴咽干、肺燥喘咳等病症。

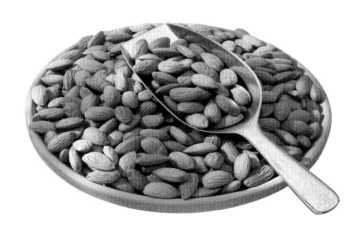

鲜食杏肉可促进胃肠蠕动、开胃生津。而苦杏仁是一味常用于止咳平喘的中药。苦杏仁经酶水解后产生氢氰酸,对呼吸中枢神经有镇静作用,可止咳喘,但具有毒性,需注意用法及用量,不能当食品食用。

杏仁分为甜杏仁及苦杏仁两种。中国南方产的杏仁属于甜杏仁（又名南杏仁），味道微甜、细腻，多用于食用，还可作为原料加入蛋糕、曲奇和菜肴中，具有润肺、止咳、润肠等功效，对干咳无痰、肺虚久咳等症有一定的缓解作用；北方产的杏仁则属于苦杏仁（又名北杏仁），带苦味，多作药用，具有润肺、平喘的功效，对于因伤风感冒引起的多痰、咳嗽、气喘等症状疗效显著。苦杏仁一次服用不可过多，每次以不多于9克为宜。

中药典籍《本草纲目》中列举杏仁的三大功效：润肺，清积食，散滞。清积食是说杏仁可以帮助消化、缓解便秘症状。《现代实用中药》记载："杏仁内服具有轻泻作用，并有滋补之效。"对于年老体弱的慢性便秘者来说，服用杏仁效果更佳。

杏仁富含蛋白质、脂肪、糖类、胡萝卜素、B族维生素、维生素C、维生素P以及钙、磷、铁等营养成分。其中胡萝卜素的含量在果品中仅次于芒果，人们将杏称为抗癌之果。杏仁含有丰富的脂肪油，有降低胆固醇的作用，因此，杏仁对防治心血管系统疾病有良好的作用。中医中药理论认为，杏仁具有生津止渴、润肺定喘的功效，常用于肺燥喘咳等患者的保健与治疗。

美国研究人员的一项最新研究成果显示，胆固醇水平正常或稍高的人，可以用杏仁取代其膳食中的低营养密度食品，达到降低血液胆固醇并保持心脏健康的目的。研究者认为，杏仁中所富含的多种营养素，比如维生素E，单不饱和脂肪和膳食纤维共同作用能够有效降低心脏病的发病危险。

四、食用宜忌

一般人群均可食用。

吃出营养 吃出健康——果品的科学吃法

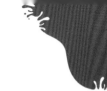

急慢性气管炎咳嗽者、肺癌、鼻咽癌患者等,癌症及术后放化疗患者,头发稀疏者尤其适宜食用;产妇、幼儿、病人,特别是糖尿病患者,不宜吃杏或杏制品。

杏肉虽然好吃,但一次不可过多食用。杏仁有甜、苦之分。其中苦杏仁有毒,需要用凉水浸泡后才能食用。如果成人吃 40~60 粒,小孩吃 10~20 粒,就有中毒的危险。

野山杏杏肉味酸、性热,有小毒,杏核均为苦仁。过食会伤及筋骨、勾发老病,甚至会引起脱发、影响视力。同时,由于野山杏酸性较强,过量食用不仅容易伤胃从而引起胃病,还易腐蚀牙齿并诱发龋齿。

正确食用杏仁,能够达到生津止渴、润肺定喘、滑肠通便、减少肠道癌的功效。杏仁烹调的方法很多,可以用来做粥、饼、面包等多种类型的食品,还能搭配其他佐料制成美味菜肴。

五、选购与贮藏

选购杏的时候,要挑选个大的,色泽漂亮的,味甜多汁、纤维少、核小、有香味、表皮光滑的。还要观察其成熟度,过于生的果实酸而不甜,过分成熟的果实肉质酥软而缺乏水分。一般果皮颜色为黄泛红的口感较好。

在市面上出售的杏子,绝大多数都是尚未完全成熟时就被采摘下来的,以减少运输带来的损伤。尽管采摘之后,杏子的颜色仍会加深,口感和汁液也会趋向成熟时的感觉,但一旦被摘下,其甜味和香味就将保持不变,也不会有任何改善。

杏子的颜色从黄色到深橙色不等,有时略带鲜红或玫瑰红色晕。在选择新鲜杏子时,首先要注意在靠近茎部的区域并非是绿色的,其次是果实较小或中等的杏子放到手掌上时稍微有沉实感,最后果实应该带有明亮的成熟香味。

买回来的杏子往往还是会继续成熟的,只要用纸袋包裹置于室温下,远离阳光直晒即可贮藏数日。但此时应频繁地观察杏子,因为成熟后它会很快就烂掉。一旦杏子成熟后,就算贮藏到冰箱内,时间也不易超过数天。

六、食用方法

杏肉除了供人们鲜食之外,还可以加工制成杏脯、糖水杏罐头、杏干、杏酱、杏汁、杏酒、杏青梅、杏话梅、杏丹皮等;杏仁可以制成杏仁霜、杏仁露、杏仁酪、杏仁酱、杏仁点心、杏仁酱菜、杏仁油等。

1. 杏酱

杏酱是用新鲜的杏和砂糖为材料制作的一种食品。此果酱酸甜可口,晶莹剔透,可促进食欲。家庭自制鲜杏果酱,可佐餐,可直接食用,是蘸面包等食物的最佳选择。

材料:杏 1000 克、白糖 350 克、柠檬半个和两大勺麦芽糖(约 200 克)。

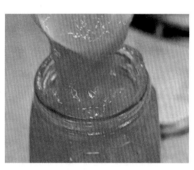

做法:

(1)将杏用盐水泡 30 分钟,然后用清水冲洗干净。

(2)将洗净的杏子加白糖拌匀,用保鲜膜覆盖后放冰箱中冷藏一夜。

(3)取出腌好的杏倒入锅中(最好使用不锈钢锅)。

(4)加入几滴柠檬汁,如果感觉杏较酸也可不加。

(5)小火熬制,边搅拌边撇去浮沫。

(6)待熬至黏稠时(大概需 40 分钟)加入两大勺麦芽糖,继续熬

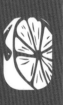

10 分钟左右,至非常黏稠即可。

（7）把熬好的果酱趁热倒入消过毒的果酱瓶中,拧好盖子,马上倒扣,凉后放冰箱储存。

2.杏脯

杏脯是将杏去核、经糖渍后再经干燥而成,成品表面不黏不燥,有透明感,无糖霜析出。杏脯营养丰富,含有大量的葡萄糖、果糖,极易被人体吸收利用。另外还有果酸、矿物质、多种维生素、多种氨基酸及膳食纤维等对人体健康有益的物质。杏脯色泽美观,酸甜可口,色、香、味俱全,保持了鲜杏的天然色泽和营养成分,并具有生津止渴、去毒之功效。

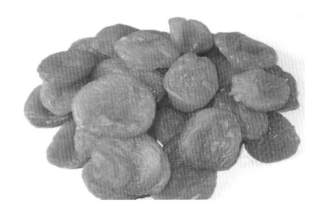

原料:

杏 1 公斤、白糖 500 克、亚硫酸氢钠 1 克、冷水 750 毫升。

做法:

（1）将无损伤的七成熟杏去核,洗净。

（2）将亚硫酸氢钠放入 500 毫升冷水中配制成溶液。把杏放入溶液中浸泡 30~40 分钟,随后用清水漂洗干净。

（3）取白糖300克、冷水200毫升放入锅中搅匀，置于大火上煮沸后改用小火煮5~10分钟，随即将杏下入锅内，继续煮10~15分钟。然后加入100克白糖和50毫升冷水，再煮10分钟。最后加入其余的100克白糖，煮20~30分钟，待糖液浓厚即可离火。

（4）将煮好的杏连同糖液一起浸泡4~5小时。

（5）把杏捞出，放在竹屉上沥干糖液，晒干（以不粘手为准）即成。

吃出营养 吃出健康——果品的科学吃法

第八章　葡萄

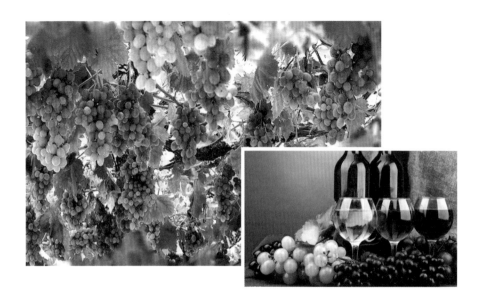

　　葡萄是汉朝张骞出使西域时由中亚经丝绸之路带入我国的,故我国葡萄的栽种历史已有 2000 年之久。葡萄历来被视为珍果,名列世界四大水果之首。葡萄几乎占全世界水果产量的 1/4,可说是利用价值极高的作物。我国长江流域以北地区均可栽培,尤以新疆产的葡萄味甘品优。

　　葡萄的果实为球形或椭圆形,花期 4~5 月,果期 8~9 月。葡萄为著名水果,可生食或制葡萄干,还可酿酒,根和藤药用能止呕、安胎。

葡萄与提子的区别:葡萄与提子实质上都是葡萄的果实,只是在商品流通过程中,港、沪等地的市场通常将粒大、皮厚、汁少、优质、皮肉难分离、耐贮运的欧亚种葡萄称为提子,又根据色泽不同,称鲜红色的为红提,紫黑色的为黑提,黄绿色的为青提;而将粒大、质软、汁多、易剥皮的果实称为葡萄,因而形成了两种名称。一般进口的葡萄均为提子类。

一、分类

葡萄品种很多,全世界约有上千种,总体上可以分为酿酒葡萄和食用葡萄两大类。世界栽培品系有欧洲品系及美洲品系两大系统,根据其原产地不同,分为东方品种群及欧洲品种群。我国栽培历史久远的"无核白""牛奶""黑鸡心"等均属于东方品种群。"玫瑰香""佳丽酿"等属于欧洲品种群。

常见的葡萄种类有以下几种:

紫葡萄:又称为桂圆、圆心、红圆心、猫眼、虎眼、牛眼、红葡萄。紫葡萄果穗大而紧密、圆锥形。单穗平均重 500 ~ 1500 克,大者可达 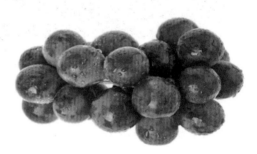 2000 克。紫葡萄果粒大,圆形,紫红色。紫葡萄果皮较厚,有灰白色果粉。紫葡萄果肉淡绿色,柔软多汁,味甜。紫葡萄为上品、耐贮运的晚熟生食品种。紫葡萄主产于北方各省,一般在 9 月上旬至 10 月上旬为果实成熟期。

玫瑰香葡萄:果穗圆锥形,大或中等。玫瑰香葡萄果穗平均重 500 克左右,大的可达 1000 克。玫瑰香葡萄果粒中等大,椭圆形,紫红色,

吃出营养 吃出健康——果品的科学吃法

果粉中厚。玫瑰香葡萄果肉柔软多汁,味甜,有浓郁的玫瑰香味。玫瑰香葡萄耐贮运,品质优,可酿酒。玫瑰香葡萄主产北京,全国各地亦有栽培,8月下旬为果实成熟期。

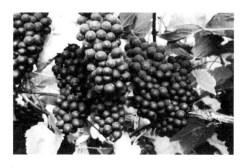

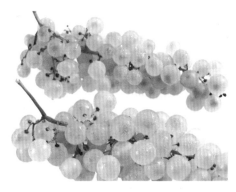

无核白葡萄:果穗中等或大,平均重250~1000克。无核白葡萄果粒小,椭圆形,淡黄绿色,果皮薄,果肉脆而多汁。无核白葡萄种子极细而软,食之有无种之感。品质优良,可加工成葡萄干,也可生食,但不宜贮存。

无核白葡萄主要产于新疆等地,8月下旬至9月下旬为果实成熟期。

牛奶葡萄:果穗中等大,呈圆锥形,稀疏而整齐,果粒中等大,长椭圆形,尖端略弯。牛奶葡萄果皮较薄,淡黄白色,阳面有锈色,果粉白色。牛奶葡萄果肉脆嫩多汁,味甜,无香味,耐贮

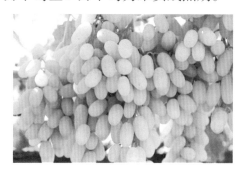

运。牛奶葡萄主产于河北、山西、甘肃、新疆等地,8月下旬至9月上旬为果实成熟期。

巨峰葡萄:果核大,平均重500~1500克。巨峰葡萄果粒大,圆形,绿色或紫黑色。巨峰

葡萄果肉柔软汁多,味甜,耐贮运。巨峰葡萄为国外引进品种,各地均有栽培,8月下旬至9月上旬为果实成熟期。

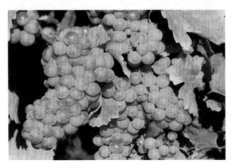

雷司令葡萄:果穗中等大,呈椭圆形,底色黄绿,阳面黄褐色,皮中厚,果肉脆嫩而多汁,极甜,品质优秀。雷司令葡萄在全国各地均有栽培,8月至9月为果实成熟期。

黑虎香葡萄:果穗偏小,呈圆锥形,稀疏而整齐,果粒偏小,椭圆形,果皮较薄,果实黑紫色,有苹果香味,果肉脆嫩,含糖量较高,品质优良。黑虎香葡萄在全国各地均有栽培,9月上旬至10月上旬为果实成熟期。

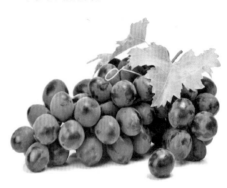

二、营养价值

葡萄中每100克可食部分中含有水分88.7克、蛋白质0.5克、脂肪0.2克、膳食纤维0.4克、糖类9.9克、钙5毫克、磷13毫克、铁0.4毫克、锌0.18毫克,还含有胡萝卜素50微克、维生素B_1 0.04毫克、维生素B_2 0.02毫克、烟酸0.2毫克、维生素C 25毫克,以及有机酸、卵磷脂、氨基酸、果胶等成分。新鲜者除含较多的糖类外,还含多量果酸,能帮助消化,适量吃些葡萄,可以健胃消食。此外,本品又含人体所需的多种矿物质和维生素及氨基酸,故常吃葡萄对过度疲劳者有一定的补益作用。

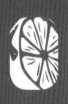

葡萄酸甜适口,水分多,营养丰富。葡萄所含的较多糖分中,大部分是容易被人体直接吸收的葡萄糖,所以,葡萄成为消化能力较弱者的理想果品。葡萄中含大量酒石酸,有帮助消化的作用,适当多吃些葡萄能健脾胃,对人体裨益甚大。葡萄除供鲜食外,还可制作葡萄酒、葡萄汁、葡萄干和罐头等,也可成为茶、粥、羹等食谱的原料。

葡萄干中糖和铁质的含量相对增加,是儿童、妇女及体弱贫血者的滋补佳品。

葡萄酒是具有多种营养成分的高级饮料。适度饮用葡萄酒能直接对人体的神经系统产生作用,提高肌肉的拉伸张度。除此之外,葡萄酒中含有多种氨基酸、矿物质和维生素等,能直接被人体吸收。因此,葡萄酒对维持和调节人体的生理机能能起到良好的作用,尤其对身体虚弱者、患有睡眠障碍者及老年人效果更好。

葡萄酒内含有多种无机盐,其中,钾能保护心肌,维持心脏跳动;钙能镇定神经;镁是心血管病的保护因子,缺镁易引起冠状动脉硬化。这三种元素是构成人体骨骼、肌肉的重要组成部分。锰有凝血和合成胆固醇、胰岛素的作用。

三、保健功效

葡萄之所以能够医治多种疾病并受到医学界的高度重视绝非偶然,这与其药效成分密切相关。中医认为,葡萄味甘、酸,性平,入肺、脾、肾经,具有补气血、强筋骨、利小便等功效,可用于治疗气血虚弱、肺虚咳嗽、心悸、风湿骨痛、淋病、小便不利、营养不良性水肿、慢性病毒性肝炎、胃肠炎、痢疾、痘疮、疤疹、血小板减少、妊娠反应、肿瘤等症,是一种延长寿命的良药。

现代药理学研究表明,葡萄中的有机酸类和果胶能抑制肠道细菌繁殖，并对肠道有收敛作用。葡萄含天然聚合苯酚，能与细菌及病毒中的蛋白质化合，使之失去传染疾病能力，对于脊髓灰白质病毒及其他一些病毒有良好杀灭作用。国内外医学界发现运用葡萄能治疗许多疾病和疑难杂症，甚至可用于治疗癌症，我国传统医书的记载也证实了葡萄的治疗作用。葡萄含有大量各种人体需要的营养成分，仅氨基酸就含有十几种。20世纪70年代，科学家又发现能从葡萄籽中提取黄酮类化合物原花青素，能对七十多种疾病具有直接或间接的预防治疗作用，被称之为20世纪最引人注目的发现之一。

一般认为葡萄对抗肿瘤、溃疡、脓疮等起作用，是因为葡萄中的强力化学物质能溶解坏死细胞和很多积存在体内的废物，以及破坏所有形成疾病的物质，并转移到排泄器官，起到了净化身体内部的作用。

葡萄能净化血液。有学者认为，癌症是因血液污染而引起的疾病，任何疾病，只要血液洁净，就不会发展致癌。

葡萄含单糖，不仅可促进消化，且有保肝作用。葡萄中含有天然聚合苯酚，能与细菌或病毒中的蛋白质化合，使之失去传染疾病的能力。国外科学家曾对葡萄、葡萄叶、葡萄干进行实验，发现它们都有抵抗病毒的能力。葡萄中富含钾盐，含钠量低，有利尿作用。葡萄中含有丰富的葡萄糖及多种维生素，对改善食欲、保护肝脏、减轻腹水和下肢浮肿效果明显，还能提高血浆白蛋白，降低转氨酶。因为葡萄中的葡萄糖、有机酸、氨基酸、维生素的含量很丰富，对大脑神经有补益和兴奋作用，对肝炎伴有疲劳有一定效果。肝炎多伴食欲差，葡萄中的果酸能帮助消化。葡萄干又是肝炎患者作为补充铁的重要来源。对肝炎伴有肠胃病者，葡萄又是肠胃病治疗的有效食物。

人体跟金属一样，在大自然中会逐渐"氧化"。金属氧化是铁生黄锈，铜生铜绿，人体氧化的罪魁祸首是氧自由基，是一种细胞核外含不

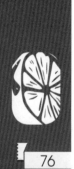

吃出营养 吃出健康——果品的科学吃叶

成对电子的活性基团。这种不成对的电子很容易引起化学反应,损害脱氧核糖核酸、蛋白质和脂质等重要生物分子,进而影响细胞膜转运过程,使各组织、器官的功能受损,促使机体老化。

红葡萄酒中含有较多的抗氧化剂,如酚化物、鞣酸、黄酮类物质、维生素 C、维生素 E 及微量元素硒、锌、锰等,能消除或对抗氧自由基,所以具有抗老防病的作用。统计表明,生活在盛产葡萄酒区域的人们,由于饮用葡萄酒的机会较多,所以平均寿命较长。

世界卫生组织曾公布了丹麦的一项科研结果,证明多饮葡萄酒对健康非常有利。参加这项调查的有 2000 人,研究时间从 1964 年至 1995 年。研究的内容是啤酒、白酒以及葡萄酒对人体健康的影响。结果表明,经常饮用葡萄酒的人很少患癌症和心脏病。专家分析说,这主要是因为葡萄酒中含有黄酮类化合物质,这些化合物有助于软化血管壁,使心脏供血畅通。另外,葡萄酒中还含有大量对健康有益的其他化合物。

葡萄酒有利于防治心血管病还和葡萄酒的饮用方式有关。世界上绝大多数葡萄酒都是在进餐过程中,作为美味佳肴的伴饮品被消费掉的。午餐和晚餐中菜肴丰盛,大量的油脂会被吸收到人体血液中,使血液中胆固醇和饱和脂肪酸含量形成一个高峰。尤其是丰盛的晚餐过后,血液中的高油脂含量会一直持续到次日清晨,这段时间正是心脏病容易发作的时间。进餐时佐以葡萄酒能够显著降低餐后血液中有害的低密度脂蛋白含量,减少血小板发生凝块的危险和血栓的形成,尤其在晚餐时佐以葡萄酒,不仅饮食中饱和脂肪酸的不良影响被葡萄酒中和了,而且整个夜间低密度脂蛋白含量都会处于较低的水平。进餐时饮用葡萄酒,饮酒速度应较慢,减缓机体对葡萄酒的吸收,使肝脏没有迫切的代谢压力,这样葡萄酒可以从容不迫地发挥酒精和酚类化合物的保健作用。作为饮食的一部分，葡萄酒能够更好地发挥减少血栓形成和血小板发生血凝块危险的作用。

只有来自全果汁发酵的葡萄酒中才有较高的保健物质含量。现在市场上还有一些非全果汁的产品，这类葡萄酒在生产过程中添加了糖分、酒精、色素和香精，酚类化合物和白黎芦醇的含量都非常低，除了卫生和品质以外，在保健功效方面也与优质葡萄酒相差甚远。

葡萄皮中含有的白黎芦醇，其抗癌性在数百种人类常食的植物中是最好的，可以防止正常细胞癌变，并能抑制癌细胞的扩散。

将白黎芦醇加到人工培养的人类白血病细胞中，结果发现这些血癌细胞丧失了复制能力。科学家已经从葡萄、桑树、花生等七十多种植物中发现了白黎芦醇，其中以葡萄制品含量最高。在各种葡萄酒中，又以红葡萄酒的含量最高。因为红葡萄酒是用果皮、果肉、果仁、果梗共同配制的，而有些葡萄酒则仅用果肉配制，所以红葡萄酒是预防癌症的佳品。

经常饮用红葡萄酒的女士，往往有如丝绸滑过般的柔嫩肌肤。究其原因，在于红葡萄酒具有美容养生的神奇功效。

红葡萄酒所具有的美容养颜及抗衰老功能源于酒中含量超强的抗氧化剂，其中的超氧化物歧化酶能中和身体所产生的自由基，保护细胞和器官免受氧化，可抑制斑点、皱纹及肌肤松弛，令肌肤恢复美白光泽。

红葡萄酒还有减肥的功效，每升葡萄酒中含 525 卡热量，但是这些热量只相当于人体每天平均需要热量的1/15。饮酒后，葡萄酒能直接被人体吸收、消化，可在 4 小时内全部消耗掉而不会使体重增加。所以经常饮用葡萄酒的人，不仅能补充人体需要的水分和多种营养素，而且有助于减轻体重。红葡萄酒中的酒石酸钾、硫酸钾、氧化钾含

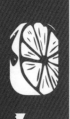

吃出营养 吃出健康——果品的科学吃味

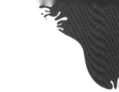

量较高,可防止水肿和维持体内酸碱平衡。

四、食用宜忌

"吃葡萄不吐葡萄皮儿",这句话想必大家都比较熟悉吧。葡萄有很多人都喜欢吃,其味道酸甜可口,而且还有很高的营养价值。不过葡萄虽然比较好,但是不能多吃,而且吃葡萄也有很多注意事项,下面就具体介绍一些吃葡萄的注意事项。

1.彻底漂洗

首先,我们在进食葡萄的时候,一定要把葡萄清洗干净。因为葡萄在生长的过程中,为了防治害虫,通常会喷洒很多的农药。我们在清洗葡萄的时候,通常会看到水面漂有很多油状的东西,这些油状的东西就是农药。我们在清洗葡萄的时候,可以把葡萄掰下来一个一个地清洗,直到清洗干净为止。也可以用盐水浸泡葡萄10分钟,一般就会把残留在表面的污物清理干净。

2.吃完葡萄不能立即喝牛奶

葡萄含有维生素 C,而牛奶里的营养物质会和葡萄含有的维生素 C 反应,对胃会有伤害,两样同时服用会拉肚子,重者甚至会呕吐。所以刚吃完葡萄不可以喝牛奶,至少30分钟后才可以喝。

3.葡萄与海鲜等高蛋白类的食品不易混在一起吃

沿海地区的人有吃海鲜的习惯,而葡萄、山楂、石榴、柿子等水果都不能与海鲜混在一起吃,一旦同食,就会出现呕吐、腹胀、腹痛、腹泻等症状。这是因为这些水果中含有鞣酸,鞣酸遇到海鲜中的蛋白质会凝固沉淀,形成不容易消化的物质,所以这点值得大家重视。

4.吃葡萄不宜过量

由于葡萄的含糖量很高,所以糖尿病人应注意忌食葡萄。而孕妇在孕期要提防糖尿病,因此孕妇食用葡萄应适量。在食用葡萄后应间隔4小时再吃水产品为宜,以免葡萄中的鞣酸与水产品中的钙质形成难以吸收的物质,影响健康。

5.吃葡萄后一定要漱口

有些葡萄含有多种发酵糖类物质,对牙齿有较强的腐蚀性,食用后若不漱口,口腔中的葡萄残渣易造成龋齿。

五、选购与贮藏

购买葡萄,首先要认准品种。此外,果实要达到该品种的成熟色泽,无青粒、裂果,果实要新鲜。果梗新鲜,果粉完整,皮色光亮无斑痕,手提果梗轻轻抖动,果粒掉落稀少者,是新鲜果的特征。反之,果梗黑枯,果粉残缺,果皮萎暗或有褐斑,抖动果穗落粒多者,是果实不新鲜的表现。

葡萄干是新鲜葡萄的干制品,以新疆所产的无核葡萄干最负盛名。葡萄干有红、白两种颜色,其中,白葡萄干是无核的,而红葡萄干则分无核和有核两类。好的葡萄干要求无核,白葡萄干要色泽白绿鲜明,红葡萄干要紫红鲜明。如果色泽淡绿带黄,有暗黄、黄褐色者表明品质次。而且,好的葡萄干粒大均匀,肉质饱满柔软,味甜,不酸,不涩。颗粒干瘪、肉质硬、甜中带酸的品质次,而有涩味或酸味重的说明果实已变质。用手成把捏紧葡萄干,然后放开,能自然散开的表明葡萄干身干,质好;相互粘连,甚至有破碎者,说明较潮,品质次。葡萄干的存放主要注意的是要防潮、防虫、防霉烂等。存放的葡萄干必须干燥,否则容易发热、结块、生霉。少量的葡萄干,可用保鲜袋密封,放在阴凉、干燥处或冰箱中保存。量大时,可放入缸、坛内,并用小瓶装少量白酒也放入其中(起杀虫保质作用),密封保存。但不管采取何种方

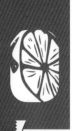

式,都需要定期检查。

葡萄的贮藏方法很多,如缸藏、坛藏、窖藏等,但贮藏后果味变化较大,效果较差。利用冰箱或菜窖采用塑料袋密封葡萄保鲜法,可得到较好的成效。家庭短期贮藏,如贮藏一周时间,可以用纸包好葡萄,放在冰箱暂时贮存,不要使用塑料袋,那样会使葡萄表面结霜(家用冰箱冷藏室变温较大),引起裂果和腐烂。

一般应选用皮厚、含糖量高、霜前充分成熟的品种。常见的适宜贮藏的品种有红香水、美洲红、黑莲子、罗也尔玫瑰、巨峰等,以红香水、美洲红、黑莲子为佳。

葡萄成熟时,选择充分成熟、穗形完整美观、没有机械损伤、无病虫害的果穗。采收时间应在晴天的下午,这时采收的葡萄风味好,糖度高,不易腐烂。采收时尽量避免损掉果粉,以利贮藏,然后将采下来的果穗加以清理,剪掉未成熟的小粒、青粒,放在阴凉通风的地方暂贮1~2天,进行预冷散热。如果到市场购买葡萄进行贮藏,应选择果实成熟充分、穗形美观、无破果粒和烂果粒、果枝新鲜、果粒有果粉的、近期采收上市的地产葡萄,否则会影响贮藏效果。

果穗经预冷处理后,轻轻放入食品塑料袋中,每袋装 2 公斤为宜,不能装的过满,以免引起果粒之间相互挤压影响贮藏效果。随即在蜡烛火焰上将塑料袋口封严,利用果实在呼吸过程中的反馈调节作用达到延长新鲜时期的目的。然后,放入窖中或电冰箱保鲜层中贮藏。果袋入窖过程中,应防止碰掉果粒或压坏果粒。窖内最好搭架,在架上果袋分层摆开,互相不能挤压。因挤压坏的果粒贮藏时极易腐烂发霉,所以果袋放好后一般不要轻意挪动位置,以免在挪动过程中碰坏果粒。

袋贮葡萄对环境的湿度要求不严格,但要求一定的温度,低温有利于保鲜贮藏。一般葡萄浆果在-4℃不至于冻坏,但穗梗易受害。所以,贮藏期间温度应保持在0~5℃。当温度低于0℃时,窖口应铺盖防寒材料。

由于葡萄是在塑料袋里的特殊环境中贮藏,所以不能随便打开封口。一旦封口打开,袋内环境则发生了根本性变化,即使马上封好,葡萄也不再耐贮。因此,打开袋口,袋内果实就得全部处理。

六、食用方法

葡萄除供鲜食外,还可制作葡萄酒、葡萄汁、葡萄干和罐头等,也可成为茶、粥、羹、菜肴等食谱的原料。

1.葡萄干

葡萄经阴凉风干而成的葡萄干,由于除去了水分而使多种营养成分含量相对提高,其中谷氨酸的含量值得重视,因为谷氨酸是重要的健脑成分;葡萄干中糖和铁的含量相对增加,是儿童、妇女及体弱贫血者的滋补佳品;再就是其中的有机酸(如枸橼酸)具有较强的促进食欲的作用。

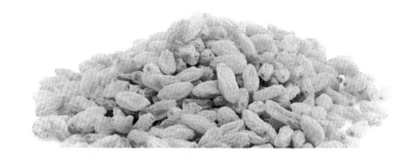

新疆葡萄干选用吐鲁番无核白葡萄,经自然风干,产品色泽纯正、风味独特,不含任何添加剂和色素,并含有丰富的天然果糖、蛋白质、

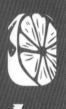

维生素、纤维素以及人体所需的多种微量元素铁、钾、钙、磷、镁等营养成分。此外,葡萄干中含有一种特殊的抗癌物质,是一种多用途纯天然健康食品。

2.葡萄酒

葡萄酒以其无色素、无香精、原汁原味发酵的酿造工艺,赋予了它的低酒精度,且富含营养成分,是国际饮料酒中仅次于啤酒的第二大酒种。

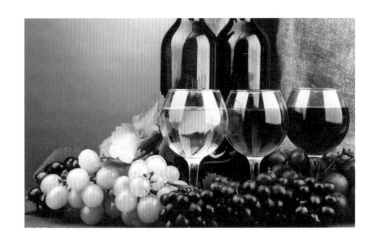

19世纪法国著名的微生物学家巴斯德曾说过:"葡萄酒是最健康、最卫生的饮料。"特别是它们色泽华丽,口味香馥,富有喜庆、典雅、浪漫的高贵色彩,而且规格多,装饰漂亮,选择性强,所以,在西方国家,葡萄酒是非常普及的。

近二十几年来,医学家发现,饮少量红葡萄酒,能降低血清胆固醇和血脂含量。此外,葡萄酒还有活血、通脉、助药力和促进食欲的作用。所以,医生们也同意人们平时可以少量饮葡萄酒。

对葡萄酒要一观色,二嗅香,三品味。先观察葡萄酒的颜色,不管是什么颜色的酒,都应晶莹剔透;然后呈旋涡状缓缓晃酒杯,让葡萄酒释放出芬芳的气息;最后浅含一口,细细咽下。如此便能令人回味无穷。

在饮用葡萄酒时请注意,一般高档葡萄酒均使用软木塞封口。如果购回的葡萄酒不准备马上饮用,则需卧放,使瓶塞浸泡于酒中,便于开启。如果打开的葡萄酒未喝完,请塞好塞子放于冰箱中。

根据我国新的国家标准,葡萄酒是以新鲜葡萄或葡萄汁为原料,经酵母发酵配制而成的、酒精度不低于 7% 的各类葡萄酒。

葡萄酒按酒的色泽分为红葡萄酒、白葡萄酒、桃红葡萄酒三大类。

根据红葡萄酒的含糖量,又可分为干红葡萄酒、半干红葡萄酒、半甜红葡萄酒和甜红葡萄酒。白葡萄酒也可按同样的方法细分为干白葡萄酒、半干白葡萄酒、半甜白葡萄酒和甜白葡萄酒。

品尝葡萄酒一般要遵守以下 3 个步骤:

(1)看:每一种酒都有其正常的色泽。新酒必须清澈而鲜明,但轻微的黄褐色泽却是陈酒的正常象征。

(2)嗅:葡萄酒中含有酒香和果香两种气味,以葡萄品种命名的葡萄酒可以单独散发出某种葡萄的果香。由于许多红葡萄酒和某些白葡萄酒在新橡木桶内存放,会明显散发出一种独特的酒香。

(3)尝:基本上酒中的甜(不甜的叫"干")、酸、涩和酒精等元素可以在品尝中分别出来,大多数酒的酒质会均衡而流畅,能品尝到不同葡萄品种所带来的独特味道。

家庭保存葡萄酒时,酒瓶应横躺放置,使木塞湿润胀紧,避免氧化。理想的湿度是 13℃~15.5℃,如无频繁的气温变化,温度可放宽至 7℃~21℃。阳光容易使葡萄酒发生氧化,要避免光照。另外要避免震荡,以防酸化。

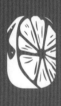

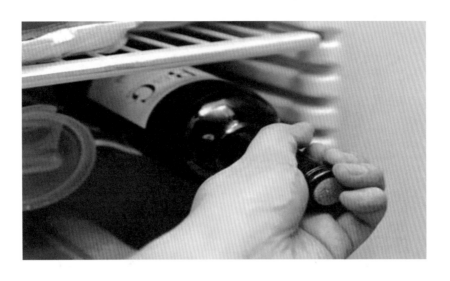

　　葡萄酒与一般蒸馏酒不同。一般的酒存放时间愈长,就愈香醇,而葡萄酒则不然。葡萄酒是"活酒",它是装瓶后仍能继续成熟变化的唯一的一种酒。这是它与白兰地等蒸馏酒的最大区别之处。葡萄酒装瓶后,酒中的原料微粒以及酵母还会发生变化,使酒逐渐成熟、老化,继而变质。因此,葡萄酒装瓶后即可饮用,而且愈新鲜,味愈美。如果放着不喝,不但不会使酒更醇反而会降低其质量,甚至变质。

第九章 香蕉

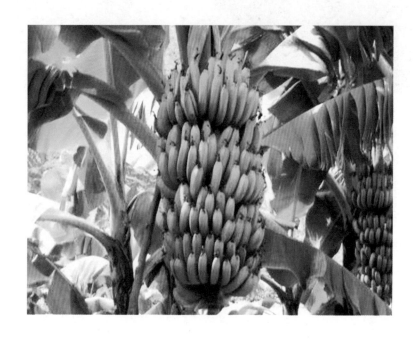

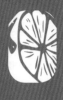

　　香蕉,芭蕉科芭蕉属植物。香蕉的原产地是东南亚(包括中国南部),其中心是马来半岛及印度尼西亚诸岛。热带地区广泛栽培食用。香蕉味香,富含营养,终年可收获,在温带地区很受重视。

　　香蕉是热带、亚热带最重要的水果之一。在贮运中既怕热又怕冻,对低温十分敏感,冬季运销北方时,受冻后会变黑发僵,解冻后即软腐,不适于食用。即使在 0~10℃下贮运,也易发生冷害,使果皮变黑,难以催熟,失去商品价值。而在高温条件下(30℃以上),香蕉又容易腐烂,造成损失。

一、分类

香蕉其实是食用蕉(甘蕉)的俗称。食用蕉包括绝大多数的真蕉和少量的菲蕉。菲蕉属于奥蕉系列,其果穗花蕾是直立的,汁液粉红色,世界上极少栽培。真蕉的花序是向下弯的,是普遍栽培的食用蕉,也就是广义上所说的香蕉。通俗地讲,食用蕉包括有两个类型:一是鲜食蕉,二是煮食蕉。鲜食蕉又包括香蕉、大蕉、粉蕉和龙牙蕉4个类型。因香蕉(香牙蕉)类型栽培广泛,经济效益好,故常以香蕉作为食用蕉的总称。

1.香牙蕉

香牙蕉简称香蕉,又名华蕉,为我国目前栽培面积最大的品种。果皮呈黄绿至黄色,果皮较厚,外果皮与中果皮不易分离;果肉黄白色,质柔滑,味甜,香味浓郁,无种子,品质好。香

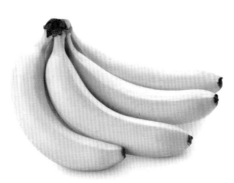

牙蕉单株产量一般为15~30千克,高的可达60~70千克。根据香牙蕉假茎高度和果实特征等性状的不同,又分为高、中、矮三种类型的香牙蕉。

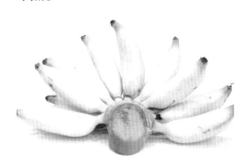

2.大蕉

大蕉在我国北部地区也称芭蕉。植株粗壮高大,生势壮旺,假茎青绿色带黄或深绿、无黑褐斑,果实较大,果身直、棱角明显;果皮厚而韧,成熟时果皮

浅黄至黄色,外果皮与中果皮易分离;果肉杏黄色,肉质粗滑,味甜带微酸,无香味,偶有种子。大蕉单株产量一般为8~20千克,生育期比香牙蕉稍长半个月至一个月时间,按茎干的不同可分为高、中、矮型大蕉。

3.粉蕉

粉蕉在各地的名称不同,在广东的珠江三角洲称粉沙香,海南称为糯米蕉、蛋蕉。粉蕉果肉芳香,蕉皮有青绿色和鹅黄色的,剥掉蕉皮,肉质呈鹅黄色,香甜可口,芬芳扑鼻。著名的品种有高把蕉、矮把蕉、油蕉、西贡蕉、粉蕉、芽蕉、蛋蕉等。粉蕉单株产量一般为10~20千克,高产的可出25~30千克。

4.龙牙蕉

龙牙蕉植株瘦高,假茎淡黄绿色。果身肥满,果皮薄,成熟后呈金黄色,果皮易纵裂;果肉乳白色,肉质柔滑,味甜,香味独特,品质好。龙牙蕉单株产量一般为10~20千克,抗寒能力比香牙蕉稍强,抗风、抗涝性较差,果实不耐贮运。

香蕉作为著名的热带水果,早已家喻户晓,而很多人对于芭蕉却只知一二。其实,香蕉和芭蕉是芭蕉科里一对亲密的姐妹。香蕉果实长圆柱形,柄短,有绒毛,浓香、味甜;芭蕉果实粗大,柄长无毛,淡香、味甜或酸(酸芭蕉)。

香蕉是典型的热带植物,适宜于低海拔地区种植。每亩可产鲜果3000~3500千克;芭蕉却较为耐寒,可以种植在海拔1600米的山区,亩产鲜果5000千克以上。

从味觉上来讲,香蕉食用时,第一感觉是香气特别浓郁,十分诱人,味甜,肉细而光滑可口;芭蕉食用时则是先有淡淡的清香扑鼻而来,味极美,肉极细,油腻可口。尽管味道有所不同,但它们二者均可

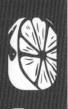

加工成果干、果子露、果酱、罐头等。

二、营养价值

香蕉果肉的营养价值颇高,每 100 克果肉含碳水化合物 20 克、蛋白质 1.2 克、脂肪 0.6 克。此外,还含有多种微量元素和维生素。香蕉除了能平稳血清素和褪黑色素外,它还含有具有松弛肌肉效果的镁元素,工作压力比较大的朋友可以多食用。香蕉富含钾和镁,钾能防止血压上升及肌肉痉挛,镁则具有消除疲劳的效果。因此,香蕉是高血压患者的首选水果。香蕉含有的泛酸等成分是人体的"开心激素",能减轻心理压力。睡前吃香蕉,还有镇静的作用。香蕉含有的维生素 A 能增强对疾病的抵抗力,是维持正常的生殖力和视力所必需的。香蕉还有促进肠胃蠕动、润肠通便、润肺止咳、清热解毒、助消化和滋补的作用。香蕉容易被消化、吸收,从小孩到老年人都能安心地食用,并补给均衡的营养。香蕉是低卡路里食品,即使是正在减肥的人,也能尽情地食用。

香蕉果肉香甜软滑,是人们喜爱的水果之一。欧洲人因为它能解除忧郁而称它为"快乐水果",而且香蕉还是女士们钟爱的减肥佳果。

香蕉的香味物质主要是酯类化合物,也有醇类和酰类化合物。品种不同,香味浓度也不同。香蕉甘甜、香滑、顺口,既能充饥,又便于包装,是一种天然保健食品。大多数香蕉都生长在热带地区,通常在表皮还是绿色的时候就摘下,在运输途中才开始成熟。随着香蕉逐步成熟,淀粉也逐步转化成糖分,极易消化。

一根中等大小的香蕉含有 451 毫克的钾。钾离子可以帮助维持细胞内液体和电解质的平衡状态,维持正常的血压和心脏功能,起预防心脏病发作、降低中风的危险和预防心律不齐的作用。钾有助于预防神经疲劳。

三、保健功效

近代医学建议，用香蕉可治疗高血压，因它含钾量丰富，可平衡钠的不良作用，并促进细胞及组织生长。用香蕉可治疗便秘，因它能促进肠胃蠕动。早餐、午餐和晚餐分别吃一根香蕉，能够为人体提供丰富的钾，从而使得大脑血凝块几率降低约21%。

德国研究人员表示，食用香蕉可治抑郁和情绪不安，因它能促进大脑分泌脑内啡化学物质。它能缓和紧张的情绪，提高工作效率，降低疲劳。香蕉的主要保健功效可归纳如下几点：

1. 香蕉可以使人心情愉快

欧洲的研究人员很早就发现，喜食香蕉的人大都能保持一种较为平和、快乐的心情，但其中的原因人们却一直不太清楚。经过不断的研究探索，匈牙利的科研人员终于揭开了这个秘密。他们在实验时发现，香蕉中含有一种特殊的胶质，这种胶质在人体内能帮助产生一种化学物质——血清素，而血清素能刺激人体大脑的神经系统，使人产生快乐、兴奋和乐观的情绪，保持心态平和，减轻心理压力。科研人员认为，人的情绪变化在很大程度上与所吃食物有关，如果人的大脑缺乏血清素，就会导致情绪低落，容易患上抑郁症。以前人们认为只要摄入足量的蛋白质，经过转化，就不会缺乏血清素，但匈牙利的科研人员指出，这一转化过程必须要有这种特殊胶质参与，否则大脑中的血清素达不到足够的量。血清素可刺激神经系统，给人带来欢乐、平静，甚至还有镇痛的作用，因此，香蕉又被称为"快乐食品"。专家建议，如果有条件的话，一个人最好能早晚各吃一根香蕉，这样能有助于你一整天都保持轻松的心情，但也不要吃太多，否则肠胃会受到损害。

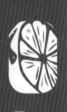

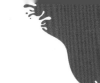

2.香蕉可促进消化

香蕉果肉中的果胶可以吸收水分,还可调整肠道的生态条件,改变肠道细菌种群的消长动态,抑制有害的腐败型细菌,增强有益的嗜酸细菌,促进结肠功能正常化,这一切对于便秘和腹泻的防治均有效益。根据民间经验,将成熟的香蕉果肉捣烂后,加少量食盐,可有效治疗急性痢疾和慢性痢疾。

3.香蕉可防止脑卒中

每天吃香蕉可降低脑卒中的危险性。美国的研究人员发现,从饮食中摄入低量钾的人比那些在日常饮食中多吃富含钾食物的人发生脑卒中的可能性要高出 28%。

在这项研究中,低摄入量被定义为每天摄入的钾低于 1500 毫克,而专家建议的每日摄入量大约为 2300 毫克,美国人每天平均摄入的钾在 2500 毫克左右。一根香蕉大约含有 400 毫克的钾,这一数字相当于一杯橘子汁、一杯甜瓜汁或一块炸薯片。尽管没有人确切地知道钾是如何防止脑卒中的,但许多人相信,与血压的关联是其中的关键。研究显示,钾能够舒缓血管,从而降低血压。根据专家的说法,香蕉有助于清除血液中的钠。研究人员表示,摄入较多的钾会清除血液中更多的钠,从而降低血压。血压的降低有助于降低脑卒中的危险性。英国剑桥大学也曾做过研究,多吃含钾食物,如香蕉,得脑卒中几率会降低 40%。

4.香蕉可预防高血压

香蕉中含有丰富的钾离子,所以不但能通便润肠,还具有预防高血压的保健功效。美国科学家研究证实:香蕉含有大量的血管紧张素转化酶抑制剂及能降低血压的化合物,以与降压药相类似的方式发挥作用。人体试验表明,连续 1 周每天吃 2 根香蕉,可使血压降低 10%。

如果每天摄入 2300 毫克的钾相当于 5 根香蕉的钾含量,其降压效果相当于降压药日服用量产生效果的 50%。由于高血压只能控制,不能根治,所以医生建议,高血压患者平日应当多吃一些香蕉、菌类、葡萄干、土豆、枣子等含有丰富钾离子的食物,以控制血压。并且多吃富含无机盐的食物,少吃油脂类食物,这些都有助于减少高血压的发生。

意大利曾经有医学院做过研究,喜吃香蕉者体内的低密度脂蛋白胆固醇会明显降低,让动脉清爽健康。

5.香蕉可减肥

在繁忙的现代生活中,利用健康食品或补充剂来补充饮食不均衡的人越来越多了。现代医学研究发现,香蕉中含有多种营养素,可供给人体多种营养成分。常吃香蕉有益于保持人体健康,能缓解过度紧张,且不会使人发胖,是保持身材苗条、肌肤柔软的佳果。香蕉对减肥相当有效,这是因为其热能低,且食物纤维含量丰富。香蕉非常甜,人们往往认为其热量一定很高。其实,净重约 100 克的香蕉中的热量只有 364 焦耳,与 150 克白米饭(986 焦耳)比起来,大约只有其一半的热量。由于香蕉富含多种维生素,含钠及胆固醇低,常吃香蕉的人不仅不会发胖,而且能使皮肤细腻健美。此外,因为香蕉是低热量的食品,就算是正在减肥的人,也能毫不担心地尽情食用。

四、食用宜忌

从营养角度看,香蕉是淀粉质丰富的有益水果;而从中医学角度去分析,香蕉味甘、性寒,可清热润肠,促进肠胃蠕动。但脾虚泄泻者却不宜过多食用。香蕉性寒,根据"热者寒之"的原理,身体燥热者大可一日一香蕉,但如果害怕香蕉性寒,可选吃大蕉(通便力更强)等其他品种。痔疮出血者、因燥热而致胎动不安者,都可生吃香蕉肉。不

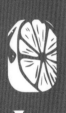

过,正因为香蕉性寒,体质偏于虚寒者,最好避之则吉。例如胃寒(口淡、胃胀)、虚寒(泄泻、易晕)、肾炎(也属虚寒)、怀孕期脚肿者,最好不要生吃香蕉。除非香蕉肉经过蒸煮,寒性减退后才可进食。至于寒咳本不应吃香蕉,但可将香蕉蒸熟再吃。

香蕉果肉外面包裹着一层厚实的果皮,它可防止果肉遭受病原、微生物等的污染,确保果肉的清洁卫生。同时,香蕉果实内无籽,食用方便,食味香甜,营养丰富。食用香蕉可为人体快速提供能量,消除疲劳。香蕉与奶类结合,互相补充,相辅相成,可为人体提供必需的营养。香蕉对失眠或情绪紧张者也有疗效,因为香蕉包含的蛋白质中,带有氨基酸,具有安抚神经的效果,因此在睡前吃点香蕉,多少可起一些镇静作用。研究发现,香蕉含有一种能帮助大脑产生5—羟色胺的物质。患有忧郁症的人大脑内缺少5—羟色胺,所以适当吃些香蕉,可以驱散悲观、烦躁的情绪,增加平静、愉快感。

香蕉虽好,但是食用香蕉仍需注意以下几点禁忌:

1.未熟透的香蕉易致便秘

大家都知道,香蕉未成熟时,外皮呈青绿色,剥去外皮,果肉涩得不能下咽。熟透了的香蕉,涩味一扫而净,软糯香甜,深受孩子和老年人的喜爱。香蕉是热带、亚热带的水果,为了便于保存和运输,采摘香蕉的时候,不能等它熟了,而是在香蕉皮青绿时就得摘下入库。我们在北方吃到的香蕉都是经过催熟后才成熟的。生香蕉的涩味来自于香蕉中含有的大量的鞣酸。当香蕉成熟之后,虽然已尝不出涩味了,但鞣酸的成分仍然存在。鞣酸具有非常强的收敛作用,可以将粪便结成干硬的粪便,从而造成便秘。最典型的是老人、孩子吃过香蕉之后,非但不能帮助通便,反而可发生明显的便秘。

2.过量吃香蕉可引起微量元素比例失调

香蕉是香糯可口的水果,因而有些人一次大量食用香蕉。殊不知,这样对身体健康非常不利。香蕉中含有较多的镁、钾等元素,这些矿物质元素虽然是人体健康所必需的,但若在短时间内摄入过多,就会引起血液中镁、钾含量急剧增加,造成体内钾、钠、钙、镁等元素的比例失调,对健康产生危害。此外,过量食用香蕉还会导致胃酸分泌大大减少从而引起胃肠功能紊乱和情绪波动过大。因此,香蕉不宜过量食用。

3.香蕉忌放于冰箱中冷藏

大家知道香蕉长到六七成熟便被采摘,因其自身成熟很快,如果成熟时才采摘,味道会不好,看上去也不新鲜。那么香蕉摘下来后,对贮存时的温度要求也较高,一般为11℃~13℃,而冰箱中存放果蔬一般为4℃左右,最高达8℃。香蕉若置放于此环境中,易被冻坏,放一天就会变黑,口感也会变坏,甚至出现斑块或腐烂。

4.忌空腹食用香蕉

我们说香蕉可充当粮食,但不能空腹大量地吃。因为香蕉中含有大量的钾、磷、镁,对于正常人来说,大量摄入钾和镁可使体内的钠、钙失去平衡,对健康不利。所以不可空腹食用过多的香蕉。

五、选购与贮藏

香蕉品质一般以香蕉类(果肉汁甜,香味浓郁)最佳,粉蕉类(果肉甜滑,微香)次之,大蕉类(果肉甜带酸味)较差。香蕉主要在每年10月至翌年1月成熟上市。选购香蕉时,要求果实肥大,果形整齐美观,色泽鲜艳,香气芬芳,皮薄,无损伤、霉烂、冻伤等。购买大黄青(两头青中间黄)至黄熟蕉阶段的香蕉最适宜。皮呈褐黄色或褐红色,则

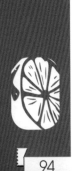

吃出营养 吃出健康——果品的科学吃味

成熟过度,果肉软烂,口味大减,甚至有酸味。香蕉表皮边缘发黑,是贮运过程中受冻导致的,很容易遍及全果,不能存放。果皮呈现芝麻大小的褐斑者,俗称"芝麻蕉",最为香甜,但也不能再存放了。

有些人购买香蕉时,往往爱拣色泽鲜黄、表皮无斑的果实。其实这样的香蕉内部还没有完全脱涩转熟,吃起来果肉硬而带涩味。香蕉应该挑选果皮黄黑泛红,稍带黑斑,最好其皮上有如黑芝麻的(人们常说的广东芝麻香蕉)斑点。表皮有皱纹的香蕉风味最佳。手捏香蕉有软熟感的其口味必甜,果肉淡黄,纤维少,口感细嫩,带有一股桂花香。香蕉买回来后,最好用绳子串挂起来,挑选带黑斑较软熟的先吃,越熟越甜,越软越好吃。

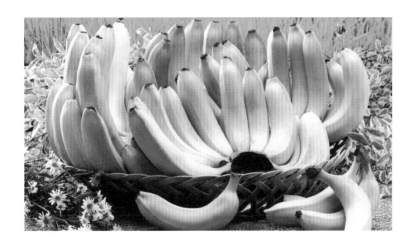

香蕉属于热带水果,适宜储存温度是11℃～18℃,一般情况下保存时间最长可达13天,尽量不要放在冰箱里保存。香蕉在冰箱中存放容易变黑,应该把香蕉放进塑料袋里,再放一个苹果,然后尽量排出袋子里的空气,扎紧袋口,再放在家里不靠近暖气的地方,这样香蕉可以保存一个星期左右。

新鲜香蕉尚带有涩味,所以买回来后应再放置2～3天,等表皮略呈斑点再食用,味道会更香甜。如果想更快一些去涩,也可放入塑料袋中,并放入几个苹果或梨,密封起来,一天后就可食用。

五、食用方法

1.香蕉果酱的家庭制作

原料:香蕉 1 千克,白糖 900 克,蜂蜜 80 克,明胶 10 克,淀粉 100 克,柠檬酸 7 克,苯甲酸钠 2 克,香蕉香精 2 毫克。

加工:选用成熟度八九成、果皮呈金黄色的新鲜香蕉,剔除过熟、过软和腐烂果。手工剥去香蕉皮,并用不锈钢刀刮去粘在果肉上的内表皮和粗纤维。按香蕉果肉与水 1∶1 的比例,放入家用多功能切碎机进行打浆,或用孔径为 8~10 毫米的绞肉机把香蕉果肉绞碎,再加入与果肉等量的水,搅拌均匀,制成香蕉果肉浆。将香蕉浆放在不锈钢锅内加热煮沸 10 分钟,分两次加入按配比规定糖量配制的 75% 的糖液、柠檬酸溶液和淀粉溶液(柠檬酸配成 50% 溶液,淀粉配成 20% 的水溶液)。搅拌均匀,用小火保持微沸 15 分钟,加入溶化好的明胶溶液,再煮沸 5 分钟后加入香蕉香精和苯甲酸钠,搅拌均匀,即可出锅。在浓缩过程中应不断地搅拌,以防焦糊。

装罐、密封:将浓缩的果酱趁热(酱体温度>85℃)分装于已洗净消毒的玻璃罐内,迅速密封,放在阴凉通风处或冰箱中保存。若在果酱表面洒上一层白糖,可延长保存时间。

杀菌、冷却:将密封后的玻璃罐在 100℃ 条件下杀菌 2 分钟,然后分段冷却至 38℃~40℃。

香蕉酱色泽呈金黄色或黄色,酱体呈黏稠状,有浓郁的香蕉香味。

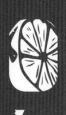

2.香蕉干的家庭制作

（1）选用皮色发黄、略有麻点、充分成熟的香蕉为原料,除去腐烂、变黑过熟或过生的香蕉。

（2）手工剥去外皮,用不锈钢刀将果肉切成 1 厘米厚的薄片。

（3）将浓度为 40% 的糖液煮沸后,将香蕉片放入其中,烫漂 2 分钟,捞出沥干糖液。

（4）给沥干糖液的香蕉片撒上新鲜的柠檬汁,这样可以避免香蕉片因氧化而变色,同时稍微增加一股特殊的口味。

（5）放入微波炉内进行干燥,先用中低档火力干燥 6~8 分钟,中间应打开炉门散发水分 1~2 次,并进行翻动,再用中档或中高档火力继续干燥至微黄即可,也可在电烤箱中烘烤干燥。

（6）将干燥好的香蕉片装入塑料薄膜食品袋内,稍加回软,冷却后即可食用。

香蕉片呈黄白色,质地酥脆,有香蕉风味。

第十章 荔枝

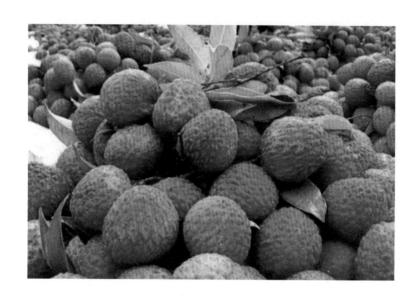

荔枝原产于中国南部,是亚热带果树,属常绿乔木,果树高约10米。果皮有鳞斑状突起,为鲜红或紫红。果肉味香美,但不耐储藏。荔枝与香蕉、菠萝、龙眼一同号称"南国四大果品"。

荔枝味甘、酸、性温,可止腹泻,同时有补脑健身、开胃益脾、促进食欲之功效。因性热,多食易上火。

一、分类

荔枝主要栽培品种有三月红、圆枝、黑叶、淮枝、桂味、糯米糍、元红、兰竹、陈紫、挂绿、水晶球、妃子笑、白糖罂十三种。其中桂味、糯米糍是上佳的品种,亦是鲜食之选,挂绿更是珍贵难求的品种。"萝岗桂味""毕村糯米糍""增城挂绿"有"荔枝三杰"之称。

常见的有以下几个主要品种:

1.桂味

又名桂枝,因含有桂花香味而得名,是优良品种之一,广州市郊和广西灵山县所产最佳。桂味有全红及鸭头绿两个品系。果实圆球形,果壳浅红色,薄而脆。龟裂片突起,小而尖,从蒂膊两旁绕果顶有一圈较深的环沟,此两者为桂味的特征。核小,味很甜,7月上旬成熟。

2.糯米糍

又名米枝,为广东价值最高的品种,是闻名中外的广东特产果品。主产地在广州市郊区萝岗区和增城市新塘镇,其次是从化、东范等县。果实呈心脏形,近圆形,果柄歪斜,为其品种特征。初上市为黄腊色,龟裂片大而狭长,呈纵向排列,稀疏、微凸,缝合线阔而明显。果顶丰满,蒂部略凹。肉厚,核小,含可溶性固形物达20%,味极甜,香浓,糯而嫩滑,品质优良,为消费者最喜爱的品种,最适宜鲜食和制干。7月上旬成熟。糯米糍有红皮大糯和白皮小糯两个品系。

3.挂绿

广东荔枝的名种之一。封建时代列为贡品。果实大如鸡印,核小如豌豆,果皮暗红带绿色。龟裂片平,缝合线明显。肉厚爽脆,浓甜多汁,入口清香,风味独好。6月下旬至7月上旬成熟。

4.三月红

因在农历三月下旬成熟,故名三月红,属最早熟种。主产于广东的新会、中山、增城,广西的灵山等县。果实呈心脏形,上广下尖,缝合线不太明显;皮厚,淡红色,肉黄白,微韧,组织粗糙,核大,味酸带甜,食后有余渣。由于上市早,尚受消费者欢迎。

5.圆枝

又名水东或水东黑叶。分布于广州市郊和珠江三角洲各县。果实呈卵圆形,或歪心形,果肉软滑多汁,甜中带酸,微香。5月下旬或6月上旬成熟。

6.黑叶

果实呈卵圆形,果顶浑圆或钝。果皮呈深红色,壳较薄,龟裂片平钝,大小均匀,排列规则,裂纹和缝合线明显。肉质坚实爽脆,香甜多汁,多数为大核。6月中旬成熟。较耐贮存。

7.淮枝

又名密叶、凤花、古凤、怀枝、槐枝。属广东栽培最广、产量最多的品种。鲜食、干制皆宜。果实呈圆球形或近圆形,蒂平,果壳厚韧,深红色。龟裂片大,稍微隆起或近于平坦,排列不规则,近蒂部偶有尖刺,密而少。肉乳白,软清多汁,味甜带酸,核大而长,偶有小核。7月上旬成熟。

8.元红

又名皱核,主产于福建福州市闽侯县。果实呈心脏形,果梗长,果皮紫红色,龟裂片小,中央有小刺,缝合线不明显。肉较薄,乳白色,核大小不等,味甜带酸。7月中旬成熟。

9.兰竹

主产于福建龙海、南靖、漳州等县市。有红色和青色两个品系。果实呈心脏形,果梗细,龟裂片大无刺。核大小不一,大核居多,味甜而酸,品质中等。7月中旬成熟。除鲜食外,适宜制罐头和制干。

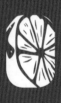

二、营养价值

荔枝中含有丰富的糖分、蛋白质、脂肪、多种维生素、柠檬酸、果胶以及磷、铁等微量元素,是有益于人体健康的水果。因荔枝富含多种人体必需的微量元素和维生素,所以,适量地食用荔枝,不但可大享口福,而且对身体亦有一定裨益。

荔枝的营养价值比较高,每 100 克荔枝果肉中含有水分 84 克、碳水化合物 14 克、维生素 C 36 毫克、蛋白质 0.7 克、脂肪 0.6 克、磷 32 毫克、铁 0.5 毫克、钙 6 毫克、硫胺素 0.02 毫克、核黄素 0.04 毫克、烟酸 0.4 毫克。除此以外,荔枝果肉中还含有氮、钾、氯、镁、锌、钠等人体不可缺少的微量元素。

三、保健功效

荔枝不仅味道鲜美,果汁浓厚,而且还具有增补能量、益智补脑的功效。荔枝的果肉中含丰富的蔗糖、葡萄糖,总糖量在 70%以上。

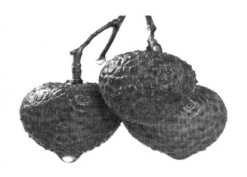

荔枝肉含葡萄糖、蔗糖、蛋白质、脂肪、胡萝卜素、维生素 B_1、维生素 B_2、维生素 C、叶酸、柠檬酸、苹果酸、钙、磷、铁、精氨酸、色氨酸等成分。

荔枝的主要保健功效可归纳为如下几点:

(1)荔枝因所含的丰富糖分而具有补充能量、增加营养的作用。研究证明,荔枝对大脑组织有补养作用,能明显改善失眠、健忘、神疲等症状。

（2）荔枝肉含丰富的维生素 C 和蛋白质，有助于增强机体免疫功能，提高人体抗病能力。

（3）荔枝拥有丰富的维生素，可促进微细血管的血液循环，防止雀斑的产生，令皮肤更加光滑。

（4）荔枝有消肿解毒、止血止痛的作用。

四、食用宜忌

荔枝是一种比较常见的水果，它的味道非常甜美、芳香，并且含有大量的维生素，能促进血液循环，还能很好地改善皮肤，经常食用能让身体变得更加健康。但是荔枝吃多了容易出现上火的现象，所以食用荔枝的时候一定要掌握好方法，下面一起了解一下荔枝的正确吃法：

（1）吃荔枝要适量，不要暴吃。吃荔枝一次性最好不要超过 10 个，吃多的话会引起肝火上升，喉干舌燥，严重的话会引起恶心、晕眩、四肢无力等不适症状。尤其对于儿童，一次吃 3~4 颗最好，多吃的话容易生热病。

（2）切记不要空腹吃荔枝，最好的时间是在饭后 30 分钟左右再食用。新鲜荔枝的含糖量非常高，空腹吃的话会刺激胃黏膜，从而导致胃痛胃胀。而且空腹吃荔枝过量的话，会因体内突然加入过量高糖分，从而引发"高渗性昏迷"。

（3）对荔枝过敏的朋友、糖尿病患者以及阴虚火旺者要谨慎食用。

（4）有咽喉炎、扁桃体炎、便秘的患者尽量不要吃新鲜荔枝。

（5）如果正在生疮、伤风感冒、长青春痘或有急性炎症，不适合吃荔枝。

（6）荔枝不适合与黄瓜、南瓜等一些富含维生素 C 分解酶的食物

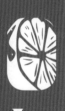

同食,这是因为一旦同食,这些分解酶会破坏荔枝中的维生素 C,使得荔枝原有的营养价值变低;荔枝不能和动物肝脏一起吃,动物的肝脏富含铜、铁等离子,这些离子可使荔枝中的维生素氧化,从而二者的营养价值均会降低。

五、选购与贮藏

选购荔枝的注意事项:

(1)挑选荔枝的一大误区就是人们误认为荔枝颜色越红越好,殊不知这样的荔枝最不好,有可能是熟透的,更有甚者是不良商家用催化剂催熟的结果。那么什么样的颜色才是最健康的呢? 答案是红绿相间的荔枝是最好的。选择荔枝,我们还要用手去触摸,有扎手感觉的荔枝是质地好的荔枝,同时我们可以捏一捏,感受一下果肉是不是紧实饱满。新鲜荔枝拿在手里,硬而有弹性,拨开果皮以后,里面的果肉是白色的。否则,就是不新鲜的荔枝。

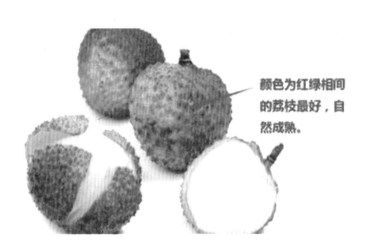

颜色为红绿相间的荔枝最好,自然成熟。

（2）看完颜色，我们再观察荔枝顶端的形状，顶端显圆弧状的，说明果实成熟了；顶端是尖锐的形状，说明果实还没有完全成熟。那么很显然我们要挑选顶部显圆弧状的荔枝。其次，还要看壳，如果希望选甜的荔枝，就选那些壳上龟裂片平坦、缝合线明显的荔枝。

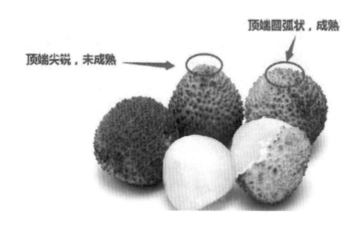

（3）新鲜的荔枝有一股淡淡的水果清香味，如果你闻到的是酸酸的或是其他异味，那这个荔枝就已经不新鲜了。

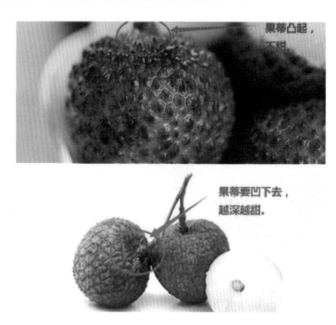

（4）还可以看一看果蒂位置的情况，果蒂凹下去的，果肉甜，果蒂凸起的甜度会差一些。

贮藏荔枝的注意事项：

未经保存处理的荔枝有"一日色变，二日香变，三日味变，四日色香味尽去"的特点。所以荔枝虽然好吃，但是很难保鲜。很多时候吃不完的荔枝，若未经保存处理很快就会变味，所以荔枝怎么保存是一个值得我们注意的问题。

下面介绍几种常见的荔枝保鲜方法。

（1）把过长的荔枝枝梗剪掉，然后将荔枝装进塑料袋内，并扎紧袋口，放置在阴凉处。若有条件，可将荔枝装好塑料袋之后浸入水中。这样，荔枝经过几天后其色、香、味仍保持不变。但应注意的是，选购荔枝时应挑选新鲜的，以利于较长时间的保存。

（2）把当天没吃完的荔枝挑选一下，把不好的扔掉，把剩下的荔枝枝干剪掉，只留下一个小蒂就可以了。然后用报纸包荔枝，一包不要包太多，20~30 个就好了，当然如果再加一些新鲜的荔枝叶就更好了。包好以后，再套一个塑料袋，放入冰箱的保鲜层。2~3 天后要查看一下包裹，确定没有坏掉的荔枝，并保持报纸的干爽。这个方法可以保持荔枝新鲜 10 天左右，很有效。

（3）把鲜荔枝放进 2% 的次氯酸钠溶液中浸泡约 2 分钟后，捞起沥干水分晾干，放进纸箱中置于通风干燥处贮存，一般可保鲜 7~10 天。

（4）把鲜荔枝放进沸水中浸泡几秒钟，然后及时捞起放进 5% 的柠檬酸和 2% 的氯化钠水溶液中浸泡约 2 分钟后，捞起沥干水分，放进冰柜中贮存，可保持 2~3 个星期不会腐烂变质。

六、食用方法

荔枝是一种比较常见的水果,它的味道非常得甜美、芳香,并且荔枝中含有大量的维生素,能帮助人促进血液循环,还能很好地改善皮肤光泽,经常食用能让身体变得更加健康,但是荔枝吃多了容易出现上火的现象,所在食用荔枝的时候一定要掌握好方法,下面一起了解一下荔枝的正确吃法。

◆合理搭配

1.荔枝+红枣

荔枝含有丰富的维生素,可促进毛细血管的微循环;红枣有养血补血的作用。荔枝和红枣同食,可更好地起到补血及美容养颜的作用。

2.荔枝+绿豆汤(绿茶、凉茶、淡盐水)

荔枝食多上火,而绿豆汤(绿茶、凉茶、淡盐水)是败火之物。两者同食,能减少上火的影响。

◆搭配误区

1. 荔枝-黄瓜、南瓜、胡萝卜、动物肝脏

黄瓜、南瓜、胡萝卜中所含的维生素 C 分解酶会破坏荔枝中的维生素 C;动物肝脏中的铜、铁离子也能破坏荔枝中的维生素 C。荔枝与这些食物同食,会使原有的营养价值降低,所以不宜同食。

2.荔枝-李子

二者均性温,多食容易上火,同食,更易上火。

◆怎样吃荔枝可以减轻火气?

1.多喝盐水

喜欢吃荔枝但又怕燥热的人,在吃荔枝的同时,可多喝盐水,也可

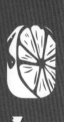

用 20~30 克生地煲瘦肉或猪骨汤喝,或与蜜枣一起煲水喝,都可预防上火。

2.浸淡盐水,放进冰柜冰一下

可把荔枝连皮浸入淡盐水中,再放入冰柜里冰后食用,不仅不会上火,还能解滞, 更可增加食欲。如果泡上 1 杯用荔枝叶(经晒干的)煎的荔枝茶,还可解食荔枝过多而产生的滞和泻。

3.吃完荔枝后喝陈年萝卜干汤。

用陈年萝卜干 5~10 克煮水,待水滚烫 15 分钟后灭火,再盖上盖子 15 分钟,就可以饮用了。

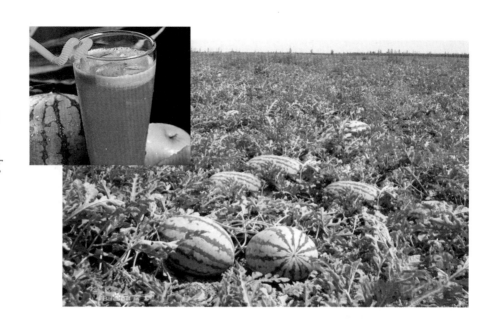

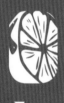

吃出营养 吃出健康——果品的科学吃法

　　西瓜又名寒瓜、水瓜,是所有水果中果汁含量最丰富的,号称夏季瓜果之王。西瓜是我国较为大宗的果品,南北各地都有种植,只是品名、形状、食味与上市季节有所不同。

　　果实有圆形、椭圆形、圆桶形等,大的重达10~15千克,小的有1~2千克。花期4~7月,果期7~8月。果实外皮平滑或有棱沟,表皮为绿白、绿、深绿、墨绿、黑色,间有细网纹或条带。果肉呈乳白、淡黄、深黄、淡红、大红等色。瓜瓤多汁,常为红色或黄色,罕见白瓤。西瓜性寒,味甘甜,有清热解暑、生津止渴、利尿除烦的功效。

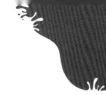

一、分类

西瓜在中国各地均可栽培。南方以海南岛为主要产区,由于其独有的气候特点,一年四季均盛产西瓜,品种多样。北方以沿黄河一带为主要种植带,黄河两岸土地肥沃,沙性土质最适宜西瓜生长,结出的瓜又甜又沙。产区上至甘肃兰州,下至陕西、河北、河南、山东。其中山东为西瓜的主要产区,主要集中在鲁西地区的聊城、东明、潍坊、昌乐、德州等地。

西瓜种类可以按照以下三种标准来分:

1.根据成熟期,西瓜可以分为早熟品种、中熟品种和晚熟品种三种。

(1)早熟品种从播种到收瓜需 90 天,西瓜成熟快,从雌花开放到成熟需要 25~30 天,适合密植,优良的品种有京欣、郑杂、早花等小瓜型品种。

(2)中熟品种北方从播种到收瓜需 90~100 天,瓜成熟稍晚,从雌花开放到成熟需要 30~40 天,株型较大,长势强。该类品种瓜大、皮厚,较耐运输和贮存,如西农八号。

(3)晚熟品种北方从播种到收瓜需 100~120 天,瓜大,耐贮存,如红优二号。

2.根据用途,西瓜可以分为鲜食西瓜和籽用西瓜。选育的西瓜品种多为鲜食西瓜,是西瓜栽培的主要类型,在西瓜种类中是杂种优势利用程度最高的。籽用西瓜适应性强,侧蔓结实率高,管理方式较为粗放,西瓜选种与鲜食西瓜相同。内蒙古、甘肃、新疆等省区是中国籽用西瓜的主要生产地。

3.根据染色体,西瓜可分为二倍体、四倍体有籽西瓜和三倍体无籽西瓜。其中四倍体西瓜是人工诱变二倍体西瓜实现染色体加倍获得的,一般只作为培育三倍体无籽西瓜时的亲本(母本),不作栽培用。

二、营养价值

西瓜是夏令瓜果之王,常见的西瓜果肉艳红,瓜瓤沙,汁甜,清凉爽口,是人们消暑解渴的佳品。每 100 克可食部分中约含有水分 93 克、蛋白质 0.6 克、脂肪 0.1 克、膳食纤维 0.3 克、糖类 5.5 克、钙 8 毫克、磷 9 毫克、铁 0.3 毫克、锌 0.1 毫克,还含有胡萝卜素 0.45 毫克、维生素 B_1 0.02 毫克、维生素 B_2 0.03 毫克、烟酸 0.2 毫克、维生素 C 6 毫克等营养成分。

西瓜性寒,能清热解暑,所以又有"寒瓜"之称。在炎热的夏季,暑气逼人,吃上两块汁多瓤甜的西瓜,无比凉爽。西瓜含有大量葡萄糖、苹果酸、果糖、蛋白氨基酸、番茄素及丰富的维生素 C 等物质,是一种富有高营养、纯净、食用安全的食品。西瓜中所含的糖、蛋白质和微量的盐,能降低血脂、软化血管,对医治心血管病亦有疗效。由西瓜皮及种子所制成的西瓜霜,能够治疗口疮、口疳、牙疳、急性咽喉炎、喉症等疾病。西瓜果皮、果肉、种子都可食用、药用。西瓜除鲜食外,还可加工成各种冷饮以及其他食品,如西瓜可榨汁加糖制成西瓜汁、西瓜冻等。

西瓜一身都是宝。西瓜瓤、西瓜水可以补充人体的皮肤、肌肉、毛发在炎热夏季的营养需要。尤其是西瓜所含的维生素、酶类、氨基酸等营养物质,可滋养皮肤,促进食欲。对于身体消瘦、皮肤干枯、面容憔悴的人而言,西瓜更是不可多得的口服美容剂。每天吃适量的西瓜,适当少进些饮食,可以减肥,促进体型健美。

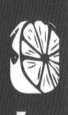

吃出营养 吃出健康——果品的科学吃法

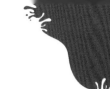

三、保健功效

1.清暑热,解烦渴

中医认为西瓜有解暑除烦、止渴生津、清热利尿之功效,是治疗中暑、高血压、肾炎、泌尿系感染、口疮等病的良药,对中暑烦渴、小便短赤、喉痹口疮、醉酒、口舌干燥者,只要频频饮用西瓜汁或吃瓜瓤,即能起到清热养阴、生津止渴的作用。多吃西瓜对补充水分,排泄体内废物,治疗高血压、肾脏病、膀胱炎有良好的效果。夏天中暑,出现发热、口渴、尿少等症,或出现高热、多汗、烦躁、尿痛等症,都可以用西瓜进行辅助治疗。

2.治心血管病

西瓜汁中所含的糖、蛋白质和微量的盐,能降低血脂、软化血管,对医治心血管病有一定疗效。西瓜是很好的"利尿剂",并且无副作用。将西瓜切成小碎片,像吃炒米花那样整片送入嘴里,每隔几分钟吃一小片。另外,如吃饭时离不开饮料的话,可在盘子旁边放一块西瓜,以取代平日的开水或别的饮料。

3.降低血压

研究表明,西瓜的汁液几乎包含了人体所需要的各种营养成分,西瓜所含有的糖、盐类和蛋白酶有降低血压的作用。

4.防癌

有烟酒嗜好和喜吃咸食的人,患食道癌的危险性将会增加,常吃西瓜可减少患食道癌的危险。研究人员发现,番茄中的抗癌物质番茄红素也存在于西瓜、葡萄等其他水果中。研究人员把口腔癌细胞培养液加进番茄天然红素后,癌细胞很快失去活性,逐渐死亡。虽然研究人员目前并未能确定番茄红素是如何抑制癌细胞的,但他们认为,番茄红素能激发不正常细胞的抗体。人体的抗体能够抵御普通病变细胞的侵袭，使之在抗体包围下"自杀"。番茄同时也能缩小前列腺癌肿瘤。美国底特律维纳州立大学的研究证实，用番茄制成药用胶囊治疗前列腺癌患者，获得明显疗效。

5.西瓜对孕妇的益处

西瓜中除了含有水分外，还含有胡萝卜素、硫胺素、核黄素、尼克酸、抗坏血酸以及蛋白质、糖、粗纤维、无机盐、钙、磷、铁等物质。

孕妇在妊娠期间常吃西瓜，不但可以补充体内的营养消耗，同时还会使胎儿的营养摄取得到更好的满足。在妊娠早期吃些西瓜，可以生津止渴、除腻消烦，对止吐也有较好的效果。妊娠末期，孕妇常会发生不同程度的水肿和血压升高，常吃西瓜，不但可以利尿去肿，还有降低血压的功效，这对于孕妇的健康也是有益的。西瓜还可以增加乳汁的分泌，因此，孕妇吃些西瓜对身体是有益的。

四、食用宜忌

炎炎夏日，西瓜以其清凉解暑而备受人们青睐。有些人更是酷爱吃西瓜，每天吃数次，甚至有时一次能吃半个瓜。但是有的人吃西瓜后莫名其妙地口舌生疮，连半边脸都肿了起来，不能张嘴，不能进食，说话都困难，苦不堪言。这是怎么回事呢？中医认为，西瓜性凉，味甘甜，虽具有清热解暑的功效，但过食则损伤胃腑，影响胃的消化功能，造成饮食停滞，再加上胃火上延至口腔，容易造成口腔溃疡、牙龈炎、舌炎等。

现代医学认为，西瓜是含糖分较多的瓜果，具有高渗性，过食容易损伤黏膜，造成口腔溃疡。同时，西瓜具有利尿作用，过食会泄钾，使人失尿，更容易上火。尤其是孩子，自身抵抗力较低，加之口腔黏膜娇

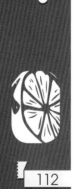

吃出营养 吃出健康——果品的科学吃法

嫩、饮水不足,更容易致病。故在西瓜旺季,食用西瓜应适度,特别是婴幼儿不可食用过多西瓜。

下面介绍几点食用西瓜的禁忌:

(1)不要吃得过多,否则伤脾胃,引起咽喉炎。西瓜是生冷之品,吃多了易伤脾胃,所以,脾胃虚寒、消化不良、大便滑泄者少食为宜,多食则会腹胀、腹泻,食欲下降,还会积寒助湿,导致疾病。一次食入西瓜过多,西瓜中的大量水分会冲淡胃液,引起消化不良,使胃肠道抵抗力下降。

(2)感冒初期不要吃西瓜,否则会使感冒加重或延长治愈的时间。无论是风寒感冒还是风热感冒,其初期都属于表症,应采用使病邪从表而解的发散办法来治疗。中医认为,表未解不可攻里,否则会使表邪入里,病情加重。在感冒初期,病邪在表之际,吃西瓜就相当于服用清里热的药物,会引邪入里,使感冒加重或延长治愈的时间。不过,当感冒加重出现了高热、口渴、咽痛、尿黄赤等热症时,在正常用药的同时,可吃些西瓜,有助于感冒的痊愈。

(3)不要吃打开过久的西瓜。夏季气温高,西瓜打开过久易变质、繁殖病菌,食用了会导致肠道传染病。因此,吃西瓜应注意选择成熟的新鲜西瓜。

(4)肾功能不全者不要吃。正常人短时间内大量吃西瓜,使体内水分增多,超过人体的生理容量。而肾功能不全者,其肾脏对水的调节能力大大降低,对进入体内过多的水分,不能调节及排出体外,致血容量急剧增多,容易因急性心力衰竭而死亡。

(5)口腔溃疡者不要吃。中医认为,口腔溃疡的主要原因是阴虚内热,虚火上扰,灼伤血肉脉络。西瓜虽有利尿作用,而口腔溃疡者若食用过多西瓜,会使体内所需正常水分通过西瓜的利尿作用排出一些,这样会加重阴液偏虚的状态。阴虚则内热益盛,加重口腔溃疡的程度。

(6)糖尿病患者要少吃。西瓜含有约5%的糖分,糖尿病患者吃西瓜过量,还会导致血糖升高、尿糖增多等后果,严重的还会出现酮症酸中毒昏迷反应。不过如果一次吃25~50克西瓜,对糖尿病人影响不大,所以糖尿病人吃西瓜时要注意适量。

(7)产妇不宜多吃西瓜。产妇的体质比较虚弱,从中医的角度来说,西瓜属寒性,所以吃多了会导致体寒而损伤脾胃。

(8)体虚胃寒者吃多了西瓜会出现腹胀、腹泻和食欲下降症状;充血性心力衰竭者和慢性肾病病人,食之过多后由于水分急剧增加,会加重心脏和肾脏的负担。

(9)少吃冰西瓜。虽然大热天吃冰西瓜的解暑效果很好,但对胃的刺激很大,容易引起脾胃损伤,所以应注意把握好吃的温度和数量。最好把西瓜放在冰箱冷藏室的最下层,这里的温度大约是8℃~10℃,这个温度下保存的西瓜口味也最好,每次吃的量不要超过500克,且要慢慢地吃。对于有龋齿(蛀牙)和遇冷后即会感到酸、痛的牙齿过敏者,以及肠胃功能不佳者就不宜吃冰西瓜。

总之,西瓜毕竟是生冷之品,不可过多食用,尤其是脾虚胃弱及体寒之人,更应引起重视。一次吃西瓜的量不宜过多,以防利尿太多,导致低血钾症。吃西瓜还应注意选择成熟的新鲜西瓜,不要吃腐烂的以及打开过久的西瓜,以防止发生肠道疾病。

五、选购与贮藏

1.怎样挑选西瓜

西瓜的品质优劣不但取决于品种,更重要的是成熟度。大多数人

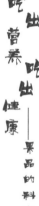

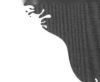

往往是"瓜堆拣瓜,越拣眼越花",选购西瓜时需注意以下几条要领。

一是看形状。鉴别瓜的皮色和瓜蒂、瓜脐。凡瓜形端正、瓜皮坚硬饱满、花纹清晰、表皮稍有凹凸不平的波浪纹,瓜蒂、瓜脐收得紧密,略为缩入,靠地面的瓜皮颜色变黄,就是西瓜成熟的标志。黑皮瓜类,要皮色乌黑,带有光泽。无论何种瓜,瓜蒂、瓜脐部位向里凹入,藤柄向下贴近瓜皮,近蒂部粗壮青绿,是成熟的标志。

二是听声音。可以一手捧瓜,一手以指轻弹,发出"咚、咚"的清脆声,托瓜的手感觉有些颤动,是熟瓜;发出"突、突"声,是成熟度比较高的标志;发出"嗒、嗒"声的是生瓜。一般规律是"闷声"为熟瓜,"脆声"为生瓜。但在特殊情况下,如有的瓜皮太厚,敲起来听着也是闷声,但不一定是熟瓜。另有些瓜,瓜皮比较坚硬,敲起来也是脆声,但已是成熟的瓜。遇到上述情况,就需要"综合鉴定,灵活运用"。

三是端重量。生瓜含水量多,瓜身较重;成熟的瓜,因瓜肉细脆、组织松弛,重量就比生瓜轻些。除此之外,还要注意,如果瓜皮柔软、瘀黑,敲声太沉,瓜身太轻,甚至摇瓜闻响,那是倒瓤烂瓜,不堪食用。

四是摸瓜皮。用拇指摸瓜皮,感觉瓜皮滑而硬则为好瓜,瓜皮粘而发软为次瓜。

2.将西瓜冷藏时的注意事项

有许多人买回西瓜后,喜欢放入冰箱冷藏后再吃,以求凉快。然而,冷藏西瓜往往会刺激咽喉,引起咽炎或牙痛等不良反应。另外,吃冷藏西瓜过多会损伤脾胃,影响胃液分泌,使食欲减退,造成消化不良。特别是老年人消化机能减退,吃后易引起厌食、腹胀痛、腹泻等肠道疾病。同时,唾液腺、味觉神经和牙周神经都会因冷刺激而麻痹,影响味觉。所以,应尽量少吃冷藏过的西瓜。

3.家庭贮存西瓜妙法

短期贮藏的适宜温度为7℃～10℃,长期贮藏的适宜温度为12℃～14℃。温度低于7℃时,易出现冷害。冷害的症状为:果实表面出现不规则的小而浅的凹陷;冷害严重时果肉颜色浅,纤维增多,风味变劣。为了防止冷害的出现,可采取如下方法:贮藏最低温度不能低于7℃;贮前高温(25℃)预贮4～5天。适宜的相对湿度为75%～80%。

六、食用方法

1.西瓜酒的家庭酿制方法(一)

酿制西瓜酒首先要选用充分成熟,而且含糖量比较高的新鲜西瓜。选好西瓜以后,就可以来酿制西瓜酒了。注意,所有使用到的工具都要经过消毒处理,并保证无油无水。

(1)把西瓜洗净后削去外皮,西瓜瓤捣烂成汁,加入白糖,把糖度调整到20%～22%。

(2)把西瓜汁倒入不锈钢锅里加热至70℃～75℃,并保持这个温度20分钟左右。此处应避免使用铁锅,否则就会影响西瓜酒的品质。

(3)把加热好的西瓜汁静置冷却,用消过毒的吸管吸出浮层的清液,放入干净的大玻璃瓶中,随即加入3%～5%的酒曲。为了防止发酵过程中发生酸败,每100公斤西瓜汁还可以加入11～12克硫酸钠。

(4)玻璃瓶的瓶口处盖一个干净的东西,防止异物落入瓶中就可以了,不要密封。然后把瓶子放在25℃～28℃的环境中,发酵至不再有气泡产生时,把瓶口密封住,再继续放至后发酵过程结束,全过程大约需要15天左右。

(5)按酒汁的多少取适量白糖,白糖用量约为酒汁的10%,把白糖加少量水煮成糖浆,冷却后倒入酒汁内混合均匀即成。

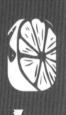

吃出营养 吃出健康——果品的科学吃法

2.西瓜酒的家庭酿制方法（二）

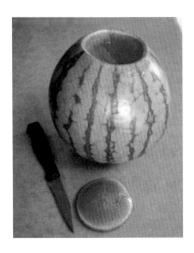

（1）把西瓜的外皮洗净晒干后，在西瓜的顶凿开一个小洞，用较长的东西（提前消毒）伸进去把瓜瓤搅碎，然后加入甜酒曲和硫酸钠，用量请参考做法（一）。当然也可以再加入适量白糖，白糖的用量也参考做法（一），不加白糖也可以。没有酒曲的朋友可以用适量葡萄干来代替，不过葡萄干的用量要多一些，用葡萄干酿出来的西瓜酒会有葡萄酒的香味。

（2）把加进去的东西稍微搅拌均匀，再用切下来的西瓜皮把洞口堵上，再用消过毒的黄泥巴或其他东西密封洞口。

（3）把西瓜放在比较温暖的地方，夏季大约24小时左右即可开盖饮用，此时会有淡淡的酒味和西瓜的香甜味。如果你希望全部的糖分都变成酒精，就再继续放上几天时间吧，放的时间越久酒味越浓，同时甜味就会越来越少。

3.西瓜酒的长期贮存方法

按上述方法酿出来的西瓜酒度数还是比较低的，这样的西瓜酒并不适合长期贮存，如果打算长期贮存西瓜酒，就要加入适量高度白酒调节度数，把酒精含量调节到40度以上。

加入适量高度白酒混合均匀后，再次密封，在常温下陈酿60天左右。陈酿的时间越久，最后的味道和品质就越好。

最后把陈酿好的西瓜酒分装到干净的酒瓶里密

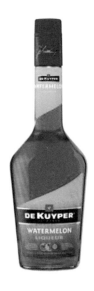

封起来,在70℃左右保温杀菌10~15分钟,最后把酒瓶置于5℃~25℃的阴凉干燥处保存。

4.西瓜皮的妙用

吃完西瓜瓤后,西瓜皮通常是被扔掉的。但是,下列西瓜皮的妙用,或许能变废为宝。

(1)削去青皮,将其切成细丝,加上盐、酱油、糖等佐料,与辣椒同炒,清脆、香甜、可口。

(2)将去绿皮后切成的小块或小条的瓜条,入水煮沸,再加入西红柿、鸡蛋、鲜汤,不仅味佳色艳,而且能消暑利尿。

(3)把去皮后的瓜皮切成细长小条,用食盐腌2~3小时后,将盐水沥出,再加酱油、醋、麻油等佐料搅拌,即可食用。

(4)将去皮的瓜皮切成薄片,放在碗里,上铺火腿片,加上调料,上锅清蒸,其味鲜美,清香四溢。

(5)用小刀将西瓜皮里削至无红瓤为止,外表皮如果脆嫩可以不去掉,如果表皮硬则要削去,然后洗净并将其切成宽4毫米、长20毫米左右的条,用少量食盐腌制4~8小时左右即可晾晒。晴天晒一天即可,保留25%左右的水分为宜,不要晒得太干,收集后拌入味精、少许白糖、辣椒油即可装盘上桌,不吃辣味者可用五香粉代替,其味道香、甜、脆、辣,口感特别好。如装瓶放入冰箱还可以长时间保存。

(6)富含维生素C的西瓜皮打成汁后,洗面美容,其清凉、舒服的感觉胜过护肤品。

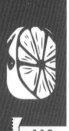

第十二章 番茄

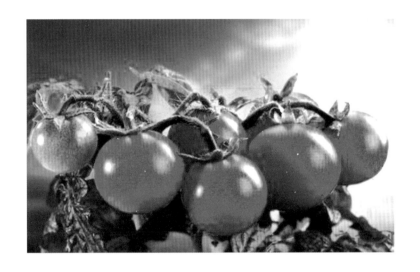

番茄,别名西红柿、洋柿子,是茄科番茄属中的草本植物。番茄原产南美洲,是全世界栽培最为普遍的果菜之一。中国各地普遍种植,栽培面积仍在继续扩大。番茄的果实营养丰富,具有特殊风味,为盛夏的蔬菜和水果,可以生食,也可煮食、加工番茄酱、番茄汁。

一、分类

番茄品种繁多,其中主要的分类方法如下:

(1)按类别分:杂交品种、常规品种。

(2)按用途分:鲜食番茄品种、罐装番茄品种和加工番茄品种等。

(3)按果色分:粉果番茄品种、红果番茄品种、黄果番茄品种、绿果番茄品种、紫色番茄品种、多彩番茄品种等。

（4）按果型大小分：大果型番茄品种、中果型番茄品种、樱桃番茄品种等。

（5）按果实形状分：扁圆形番茄品种、圆形番茄品种、高圆形番茄品种、长形番茄品种、桃形番茄品种等。

（6）按果肩有无分：无肩番茄品种、绿肩番茄品种等。

（7）按果实熟性分：早熟番茄品种、中熟番茄品种、晚熟番茄品种等。

（8）按栽培茬口分：早春保护地品种、早春露地品种、越夏保护地品种、越夏露地品种、秋延保护地品种、越冬保护地品种等。

（9）按生长习性分：无限生长品种、有限生长品种（自封顶品种）。

二、营养价值

番茄中的番茄红素是植物中所含的一种天然色素，主要存在于茄科植物西红柿的成熟果实中。它是目前在自然界的植物中被发现的最强抗氧化剂之一。

番茄含有丰富的胡萝卜素、维生素 C 和 B 族维生素等营养物质。

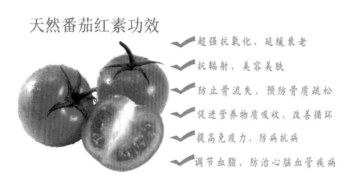

天然番茄红素功效

✔ 超强抗氧化，延缓衰老

✔ 抗辐射，美容美肤

✔ 防止骨流失，预防骨质疏松

✔ 促进营养物质吸收，改善循环

✔ 提高免疫力，防病抗病

✔ 调节血脂，防治心脑血管疾病

据营养学家研究测定:每人每天食用50～100克鲜番茄,即可满足人体对几种维生素和矿物质的需要。番茄中含的"番茄素"有抑制细菌的作用,含的苹果酸、柠檬酸和糖类有助消化的功能。番茄富含的维生素A原,在人体内转化为维生素A,能促进骨骼生长,对防治佝偻病、眼干燥症、夜盲症及某些皮肤病有良好功效。番茄内的苹果酸和柠檬酸等有机酸还有增加胃液酸度、帮助消化、调整肠胃功能的作用。番茄中含有果酸,能降低胆固醇的含量,对高血脂症很有益处。番茄富含维生素A、维生素C、维生素B_1、维生素B_2以及胡萝卜素和钙、磷、钾、镁、铁、锌、铜和碘等多种元素,还含有蛋白质、糖类、有机酸、纤维素。

三、保健功效

番茄具有止血、降压、利尿、健胃消食、生津止渴、清热解毒、凉血平肝的功效。由于番茄中维生素A、维生素C的比例合适,所以常吃可增强心血管功能,预防血管老化。番茄中的类黄酮,既有降低毛细血管的通透性并防止其破裂的作用,还有预防血管硬化的特殊功效,可以预防宫颈癌、膀胱癌和胰腺癌等疾病;另外,还可以美容和治愈口疮。

每天喝一杯番茄汁或常食番茄,对祛斑有较好的作用。因为番茄中含有丰富的谷胱甘肽,谷胱甘肽可抑制黑色素,从而使沉着的色素减退或消失。吃番茄也可以美容,番茄含有胡萝卜素和番茄红素,有助于消除皱纹,使皮肤细嫩光滑。常吃番茄还不易出现黑眼圈,且不易被晒伤。

吃番茄可以使皮肤焕发光彩,番茄汁中含有一种天然的果胶,食用可以有效地清除体内的垃圾。番茄除了食用,还可以外用,番茄汁对肌肤有着很好的滋补作用。番茄汁不但能消除皱纹和雀斑,还能让肌肤更加完美。

科学调查发现,经常食用番茄及番茄制品的人,受辐射损伤较轻,由辐射所引起的死亡率也较低。实验证明,辐射后的皮肤中,番茄红素含量减少了31%~46%,其他成分含量几乎不变。特别值得一提的是,番茄红素还有祛斑、祛色素的功效。将鲜熟番茄去皮和籽后捣烂敷于患处,每日2~3次,可治真菌、感染性皮肤病。将鲜熟番茄捣烂取汁加少许白糖,每天用其涂面,能使皮肤细腻光滑,美容及防衰老效果极佳。

因番茄不仅营养丰富,且具有较强的清热解毒、抑制病变等功效,坚持每天生食1~2个鲜熟的番茄,可起到防癌和辅助治疗癌症的作用。

四、食用宜忌

番茄是西红柿的别称,番茄不仅外观美丽光滑,其营养价值也是相当可观的,但是吃番茄也有一些特别的注意事项,知道了番茄的食用禁忌,在以后的生活中大家就可以更加有效地利用番茄的营养价值,从而避免不适当的吃法对身体造成的伤害。番茄的食用宜忌主要可归纳如下几点:

(1)脾胃虚寒及月经期间的妇女不宜生吃番茄。番茄含有大量可溶性收敛剂等成分,与胃酸会发生反应,凝结成不溶解的块状物,容易引起肠胃胀满、疼痛等不适症状。如果只把番茄当成水果吃来补充维生素C,或盛夏清暑热,则以生吃鲜熟的番茄为佳。

(2)不宜空腹吃。空腹时胃酸分泌量增多,番茄所含的某种化学物质与胃酸结合易形成不溶于水的块状物,食之往往会引起腹痛,造成胃不适、胃胀痛。

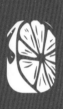

（3）不宜吃未成熟的青色番茄。未成熟的青色番茄含有毒的龙葵碱,食之会感到苦涩,吃多了,可导致中毒,出现头晕、恶心、周身不适、呕吐及全身疲乏等症状,严重的还会发生生命危险。

（4）不宜长时间高温加热。因番茄红素遇光、热和氧气容易分解,失去保健作用。因此,烹调时应避免长时间高温加热。但是番茄也不宜放入冰箱中,因为经低温冷冻后,肉质呈水泡状,显得软烂,或出现散裂现象,表面有黑斑,煮不熟,无鲜味,严重的则会腐烂。

（5）不宜和青瓜同食。青瓜含有一种维生素 C 分解酶,会破坏其他蔬菜中的维生素 C。番茄富含维生素 C,如果二者一起食用,达不到补充营养的效果。

（6）服用肝素、双香豆素等抗凝血药物时不宜食用。番茄含维生素 K 较多,维生素 K 主要催化肝中凝血酶原以及凝血活素的合成。维生素 K 不足时,会使凝血时间延长造成皮下和肌肉出血。

（7）饭前吃番茄可瘦身。番茄中的茄红素可以降低热量摄取,减少脂肪积累,并补充多种维生素,保持身体营养均衡。想要瘦身提倡饭前吃一个番茄,以帮助番茄中的食物纤维在肠内吸附多余的脂肪,并和废弃物一起排泄出来。对于寒性体质或胃肠虚弱的人则可选择加热过的番茄或番茄汁。

五、选购与贮藏

1.选购方法

选购番茄要从以下三方面进行考虑:

首先看颜色,不同颜色的番茄具有不同的保健功效,如红色浓重的,富含番茄红素,对预防癌症很有好处;橙色的番茄,番茄红素含量少,但胡萝卜素含量高一些;粉红色的番茄,含有少量番茄红素,胡萝卜素也较少;浅黄色的番茄,含少量胡萝卜素,不含番茄红素。当番茄成熟时,色泽会由青变红。

其次看果形,美味的番茄要圆、大、有蒂,硬度适宜,富有弹性。扁圆形的果肉薄,正圆形的果肉厚。不要购买带长尖或畸形的番茄,这样的番茄大多是由于过量使用植物生长调节剂造成的。

最后看着色。在选购生吃番茄时,还需注意不要购买着色不匀、花脸的番茄,因为这很可能是由于番茄病害造成的,味道和营养均很差。

2.贮藏方法

家庭贮藏番茄时需注意的方面有:

(1)选择适宜的贮藏温度

西红柿性喜暖和,不耐0℃以下的低温,但不同的成熟度对温度要求也不一样。用于长期贮藏的西红柿通常选用绿熟果,贮藏适宜温度为10℃~13℃。温度过低,西红柿易发生冷害,不仅影响品质,而且缩短贮藏期限。

(2)选择耐贮的品种

不同品种的西红柿耐贮性差别很大。固形物含量高、果皮厚、果肉致密、种腔小的品种较耐贮藏,如满丝、日本大粉、橘黄加辰等。另外,植株下层的西红柿和植株顶部的西红柿不耐贮藏,因为前者接近地面易带病菌,后者的固形物少、果腔较空。

(3)薄膜袋贮藏

将青西红柿轻轻装入厚度为0.04毫米的聚乙烯薄膜袋(食品袋)中,通常每袋装5千克左右,装好之后随即扎紧袋口放在阴凉处。贮藏初期,每隔2~3天,在凌晨或黄昏,将袋口打开15分钟左右,排出西红柿呼吸产生的二氧化碳,补入新鲜空气,同时将袋壁上的小水珠擦

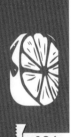

掉,之后再将袋口扎好密封。通常贮藏 1~2 个星期后,西红柿将逐步转红。如需延续贮藏,则应减少袋内西红柿的数量,只平放 1~2 层,免得互相压伤。西红柿红熟后,将袋口散开。另外,在袋口插入一根两端开通的竹管,固定扎紧后,可使袋口气体与外界空气互相调节,不需经常打开袋口进行通风透气。

关于番茄酱的保存:

(1)熬酱的时候加点柠檬汁。柠檬是很好的抗氧化剂,可以帮助延长果酱的寿命。

(2)盛装果酱的瓶子,必须保证干净且干燥、无油、无水。用前先用开水煮一煮,或者蒸几分钟,再晾干使用。取食果酱时,用干净无水的勺子。

(3)装瓶时不用等到果酱完全冷却再装瓶,温热的时候就可以装瓶了。如果一次做太多的话,装瓶之后在表面倒些蜂蜜,然后将瓶子倒置,形成比较好的密封,冷却后再放冰箱冷藏。

六、食用方法

大家都喜欢吃番茄,而且大家都知道番茄又好吃又富有营养。但是大家最为普遍的食用方法是生吃,比如凉拌番茄或者直接洗净生吃等,其实这样是不对的。最近调研发现,其实最好的食用方法是熟吃。

近年来,欧美预防营养专家对番红素进行了大量的研究,结果表明,番茄中含有大量的抗氧化剂番红素,是预防心脏病及前列腺癌、子宫癌、乳腺癌、胰腺癌、食道癌、胃癌、结肠癌、直肠癌、口腔癌、肺癌、眼底黄斑过早退化等疾病的重要营养素。欧洲一项研究发现,从饮食中摄取大量番红素的男性,心脏病猝发的机会是摄取番红素较少者的一半。

　　德国的研究人员在实验中发现,加热处理过的番茄,番红素在血中浓度上升的速度比生番茄快,这说明番茄中的番红素在经过烹煮,植物细胞壁被破坏后才能释放出来,因此熟吃番茄要比生吃好。如把番茄做成番茄酱或番茄汁食用。

　　1.番茄酱

　　原料:新鲜番茄约 700 克。辅料:柠檬 1 个。调料:冰糖 100 克。

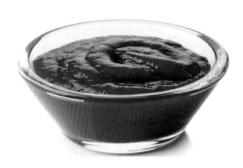

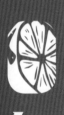

吃出营养 吃出健康——果品的科学吃法

　　制作方法:

　　(1)准备一锅热水(60℃左右即可,不必烧开),将洗净的番茄放入锅中,盖上盖儿,焖两分钟。两分钟后,可见番茄自动脱皮了。

　　(2)将去皮的番茄切成几大块,番茄中如果有未成熟的、绿色的籽,要去掉,以免影响口感。

　　(3)用搅拌机将番茄打碎。番茄先切大块,再打碎,是为了避免在切的过程中损失太多的汁水。

　　(4)将打碎的番茄汁倒入锅中,加入冰糖,煮开后转小火熬。煮至比较粘稠时,就要不时地用铲子搅一搅,避免粘锅。

　　(5)熬至黏稠,呈现出"酱"的样子之后挤入适量柠檬汁,继续熬三四分钟即可。

2.番茄汁

原料:新鲜番茄约 700 克。辅料:蜂蜜适量。

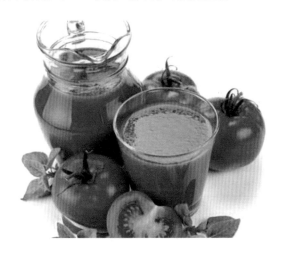

制作方法:

(1)准备一碗热水,将番茄皮泡开后,就可以剥皮了,这个方法很容易去皮。

(2)把番茄切块,放入榨汁机中,启动电源。

(3)榨好后根据自己的口味加入蜂蜜即可。

第十三章　橘子

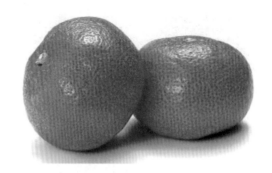

　　橘子与柑为同属植物,形象上也十分相似,但仍有各自的特征,市场上出售的形相近而味相远的水果,莫过于橙、橘、柑了。三者的售价相差较大,若不仔细辨认,买橘子花了橙的价钱不说,想吃甜却吃了酸。

　　橘果实较小,呈扁圆形,色泽橙红、朱红或黄色,果皮较薄而宽松,易剥离,瓣瓣易分离,不耐贮藏。

　　橙又名广橘、广柑。果实圆形,色泽橙黄,皮厚而光滑,用手不易剥开,瓣瓣紧密连接,难剥离,食用时需用刀切成块,香气很浓,耐贮藏。

　　柑果实较大,圆形或稍扁形。果皮橙黄或橙红色,皮粗厚,较易剥离,柑络较多,贮藏性比橙类差,但比橘类强。

一、分类

橘子的种类较多,市场上常见的主要有金桔、沙糖橘、蜜桔。

1.金桔

金桔,又名金柑、金橘,原产我国,至今已有1700多年的栽培历史。属芸香科,是著名的观果植物。金橘为常绿灌木。花单生,白色,芳香。果多为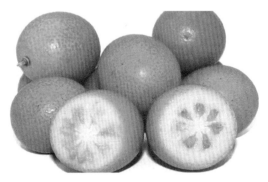椭圆形,金黄色,有光泽。金桔果皮中的维生素 C 含量很高,几乎可和猕猴桃相媲美,此外,其果皮尚有丰富的胡萝卜素、蛋白质、脂质、无机盐、锌和铁等微量元素,营养价值较高。

2.沙糖橘

沙糖桔,原名十月桔,也叫四会沙糖桔,因其味甜如沙糖故得名沙糖桔。原产广东广宁、四会一带,是德庆、封开的传统土特产,是当地柑桔主栽品种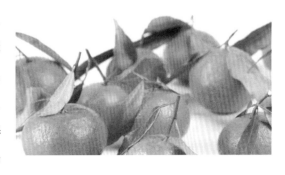之一。沙糖桔果实呈扁圆形,顶部有瘤状突起,蒂脐端凹陷,色泽橙黄,裹壁薄,易剥离。沙糖桔尤以四会市黄田镇出产的为最,其味道鲜美而极甜,无渣,口感细腻,实为佳品。沙糖桔含有丰富的维生素 C、钙、纤维素、少量蛋白质、脂肪、葡萄糖、果糖、蔗糖、苹果酸、枸橼酸、柠檬酸、胡萝卜素、硫胺素、核黄素、尼克酸、抗坏血酸、钙、磷、镁、钠等人体必需的元素,沙糖橘味甘酸、性寒,具有理气化痰、润肺清肠、补血健脾等功效。

3.蜜桔

蜜桔果实内含有多种营养成分,如糖、柠檬酸、维生素 C、蛋白质以及胡萝卜素、维生素 P 等多种元素。其中维生素 C 含量是苹果的 6~20 倍。南丰

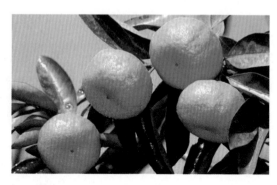

蜜桔为我国古老柑桔的优良品种之一,是江西省的名贵特产。密桔在历史上就以果色金黄、皮薄肉嫩、食不存渣、风味浓甜、芳香扑鼻而闻名中外。

二、营养价值

现代研究表明,多数橘子每 100 克可食部分中含有水分 88.2 克、蛋白质 0.8 克、脂肪 0.4 克、膳食纤维 1.4 克、糖类 8.9 克、钙 19 毫克、磷 18 毫克、铁 0.2 毫克、锌 0.1 毫克,还含有胡萝卜素 1.667 毫克、维生素 B_1 0.05 毫克、维生素 B_2 0.04 毫克、烟酸 0.2 毫克、维生素 C 19 毫克,以及苹果酸、柠檬酸、琥珀酸、橙皮甙等物质。

橘子中含有丰富的营养物质,对调节人体新陈代谢等生理机能大有好处,常食可防病强身、养颜益寿。橘子含有多种有机酸和维生素,尤其是维生素 C 的含量丰富,比梨子、苹果、桃子和葡萄都高,是获取维生素 C 的佳果。

橘子皮中维生素 C 的含量比橘瓤还要多,维生素 C 又溶于水,所以用橘子皮泡水喝,是获取维生素 C 的简便方法。橘子不仅维生素 C

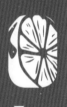

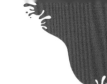

含量高,所含的维生素 A 和维生素 B 也较丰富,所以生吃鲜橘对于夜盲症、皮肤角化和高血压病人都有好处。

橘子除供鲜食外,还可加工成罐头、果汁、果酱、果酒、果醋、蜜饯等。柑橘的果肉还是轻工业的重要原料,可提取果胶、柠檬酸、橙皮甙、香精油。橘皮可作为提取维生素 A、维生素 P、维生素 C 的原料。

三、保健功效

橘子可以说全身是宝,具有润肺、止咳、化痰和止渴的功效,肉、皮和叶皆可入药,在日常生活中发挥着重要的作用。橘子味甘酸、性温、入肺、胃经,具有开胃理气、止渴润肺的功效,可辅助治疗胸隔结气、呕逆少食、胃阴不足、口中干渴、肺热咳嗽及饮酒过度等症。其皮、核、络、叶都是"地道药材"。

日本研究人员对 6000 多人进行调查后发现,吃橘子的人患冠心病、高血压、糖尿病、痛风的比率比较低。橘子含维生素 C 与柠檬酸,除维生素 C 以外,还可摄取膳食纤维——果胶,它可以促进通便,并且可以降低胆固醇。

橘子在烧烤的过程中,橘皮中的橘皮甙等成分可以渗透到橘子里面去。橘皮甙可以加强毛细血管的韧性,可降血压、扩张心脏的冠状动脉,因此可以说,橘子是预防冠心病和动脉硬化的食品。具体方法是将橘子(1~2 只)洗净后放在 40℃~50℃ 的开水中浸泡 1 分钟,然后用布擦干放在铁丝网上,用中火烧烤至外皮微焦,冷却后将橘络、果肉连同果肉外侧的薄皮一起食用,每日 3 次。

美国佛罗里达大学研究人员证实,食用柑橘可以降低沉积在动脉血管中的胆固醇,有助于使动脉粥样硬化发生逆转。在鲜柑橘汁中有一种抗癌活性很强的物质"诺米灵",它能使致癌化学物质分解,抵制和阻断癌细胞的生长,能使人体内除毒酶的活性成倍提高,阻止致癌物质对细胞核的损伤,保护基因的完好。

橘汁中含有大量果胶,还有天然矿物质,能增进食欲、改善新陈代谢。研究表明,柑橘、柠檬类水果中含有一种称为柠檬油精的物质,其在动物试验中可以对抗乳腺癌,并且能够降低胆固醇。

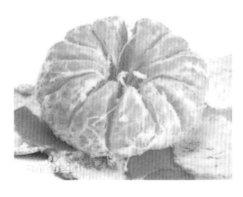

橘子皮中的生物黄酮可以用来有效地预防乳腺癌,并有抗菌功效,对于降血压与利尿也颇具疗效;而柠檬皮与橘子皮中的果胶对于降低胆固醇有较好的效果。这些成分大量地存在于柑橘皮中,市售的纯鲜果汁中也含有较多这类成分,因为榨汁过程中未去皮,从而将这些成分保留于果汁中。

橘子皮可以美容,《本草纲目》中说陈皮(橘皮)"同补药则补;同泻药则泻;同升药则升;同降药则降"。可见在古代,人们就已经认识到橘子的药用价值了。

橘子成熟后,剥取果皮,晒干或低温干燥,就是常用的中药陈皮。陈皮以陈久者为佳,故称陈皮,也称贵老,且以广东新会柑、茶枝柑的柑皮品质最好,又名广陈皮、新会皮。现代研究表明,陈皮有下列功用:

(1)对消化系统的作用:陈皮所含挥发油对胃、肠道有温和的刺激作用,可促进消化液的分泌,排除肠管内积气,显示了芳香健胃和驱风下气的效果。

(2)对心血管系统的作用:陈皮中的煎剂、醇提物等能兴奋心肌,

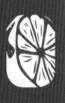

但剂量过大反而出现抑制。另外,它还可使血管产生轻度的收缩,迅速升高血压。陈皮中的果胶对高血脂症引起的动脉硬化也有一定的预防作用。

（3）对呼吸系统的作用:陈皮所含的挥发油有刺激性被动祛痰的作用,使痰液易咯出。陈皮煎剂对支气管有微弱的扩张作用,其醇提物平喘效果较好。

（4）对泌尿系统的作用:陈皮煎剂可使肾血管收缩,使尿量减少。

（5）抗炎作用:陈皮煎剂与维生素 C、维生素 K 并用,能增强抗炎作用。常用量为 3 ～ 10克。民间还常用橘皮、生姜加红糖熬水喝,可治疗风寒感冒、咳嗽。

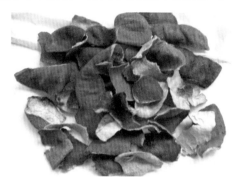

橘瓤上的网状经络叫橘络,有通络化痰、顺气活血的功效,常用于治疗痰滞咳嗽等症。橘络中的维生素 P 含量高,可以有效防治高血压,因此老人平时多吃橘子对身体健康有很大好处。

橘核味苦无毒,有散结、理气止痛的功效。

橘叶可以疏肝理气、消肿散毒。把橘皮的白色内层去掉之后的表皮叫"橘红",能起到理肺气、祛痰的效果。

四、食用宜忌

橘子食用得当,能补益机体,特别对患有慢性肝炎和高血压患者,多吃蜜橘可以提高肝脏解毒作用,加速胆固醇转化,防止动脉硬化。适当食用可增进食欲,但如食用不当反而无益。因此,在食用橘子时应注意以下几点:

1.控制食用量

据测定,每天吃 3 个橘子就能满足一个人一天对维生素 C 的需要量。若食用过多,过量摄入维生素 C 时,体内代谢的草酸会增多,易引起尿结石、肾结石。另外,肠胃、肾、肺功能虚寒的老人不可多吃,以免诱发腹痛、腰膝酸软等病状。吃橘子过多会上火,导致机体功能紊乱,出现口腔溃疡、牙周炎、舌炎、唇炎、咽炎等症。特别是儿童,儿童机体内"阴常不足,阳常有余",食用过多的橘子容易使"阳气益甚,上焦火盛",而出现一系列上火症状。吃橘子过多还会引起高胡萝卜素血症,此病与橘子中所含胡萝卜素较多有关。过多的胡萝卜素被吸收进入血液,会表现出皮肤黄染,首先从手掌和足掌开始,逐渐向躯干和面部蔓延,并伴有恶心、呕吐、食欲差、乏力等症状,易被误诊为肝炎,此时应注意鉴别:停止食用含胡萝卜素丰富的食品,皮肤黄染在一至数周内即逐渐消退。多喝开水能促进胡萝卜素的排泄。

2.吃橘子不要抛弃橘络

不少人吃橘子时,在剥去橘子皮之后,总要将橘瓣外表的白色橘络扯得一干二净。其实橘络中含有维生素 P,能使人的血管保持正常的弹性和密度,减少血管壁的脆性和渗透性,防止毛细血管渗血、高血压病人发生脑溢血及糖尿病人发生视网膜出血。对于平时有出血倾向的人,特别是有血管硬化倾向的老人,食橘络更有益处。

五、选购与贮藏

1.柑橘类水果的选购与家庭贮藏

柑类在选购时,除了要识别品种外,还要求着色良好,无萎蔫现象,果面洁净光滑,无病斑和腐烂块,果蒂存留,果汁丰富,没有枯水、浮皮现象。

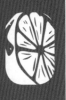

柑类存放时,应挑选果面洁净、无病斑和霉点的完整果实,小包装装入保鲜袋密封,放在室内阴凉、干燥处。并定时翻捡,剔除烂果。也可先用保鲜纸(膜)包裹单果,再装入保鲜袋内密封存放。

橘果实大小不等,果皮有淡黄、橙黄、橙红诸色,白皮层一般较薄,果皮易剥离。地方名种有芦柑、乳橘、南丰蜜橘、红橘等。芦柑的果实为圆锥形,浓橙黄色,有光泽,皮质松软,易剥离,囊瓣肥大多汁,脆嫩无渣。南丰蜜橘的果实较小,扁圆形,果柄部稍隆起,皮薄而紧,橙黄色,带有灰褐色斑点,略显粗糙,囊衣透明,柔软无渣,品质极上,是橘中珍品。

橘和柑在外形结构上是有区别的,但又有近似之处,所以,北方人往往容易混淆不清。一般说来,橘比柑稍小,皮较薄,刚采收时果皮较柑易剥离,但贮藏一段时间以后柑的果皮反而更易剥离,橘的网络也少于柑。从果形上看,橘较圆而柑稍扁。还有一个最简单的区别方法,即果实直径大于 5 厘米、果皮又较粗、颜色橙黄的可视为柑,相反则为橘。

橙选购时的注意事项和贮藏方法同柑橘。一般说来,橙较柑橘更耐贮藏。

橙子汁多而味甜,并且表皮较为结实坚硬,易贮藏,而且橙子有减肥功用,一直受到众多女性的青睐。虽然橙子较其他水果易贮藏,但方式不正确就会减少贮藏的时间,常见的不好的保鲜方式便是放入冰箱里贮藏。橙子最好的保鲜方式是用保鲜膜包着,在室温下贮藏,放在果篮里存放即可。

柑桔也是家家户户常买的水果之一,容易携带和方便食用是它的一个优点,但是柑桔不耐贮藏,如果家里有很多的柑桔没能食用完,那贮藏的方式就显得尤为重要了,不当的贮藏方法会让柑桔很快腐败或变味。柑桔的家庭贮藏方法是将要贮藏的柑桔放在盐水中泡几分钟，盐会在柑桔表面形成一层膜，这可以阻止青霉菌的产生，然后捞出后晾干表皮的盐水，再将柑桔放入保鲜袋中，挤出空气并封口，最后放入冰箱保存即可。

2.陈皮的选购

选购陈皮时要注意外皮为深褐色，皮瓤薄，放在手上觉得很轻身而又容易折断，同时还发出香味，是为上品，是用冬柑的皮晒制而成。

如果皮过大或过小，外皮、皮瓤厚而粗，那不但没有香味，而且还有难闻的异味，这种陈皮是用别的品种柑皮晒成，无论在药用或烹饪中都会失去其价值。

陈皮必须保持干燥，晒干后放入密封瓶内，置干燥的地方收藏。陈皮越久越好，贮藏时如发觉翻湿，就要再度晒干或焙干再收藏。

六、食用方法

1.橘皮汤

在做排骨汤时，放几块橘子皮，不仅汤味鲜美，而且有一股淡淡的橘子味，使人吃起来没有油腻的感觉。

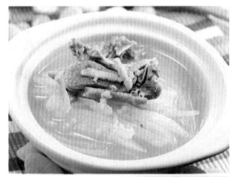

2.橘皮茶

把清洗干净的橘子皮切成丝、丁或块，可以单独用开水冲泡，也可以和茶叶一起饮，不仅味道清香，而且有开胃、通气、提神的功效。

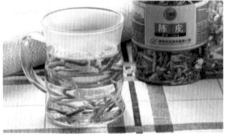

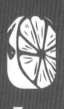

3.橘皮酒

把洗净晒干的橘子皮适量浸泡在白酒中,大约 20 天之后就可以饮用。橘子酒有清肺化痰的功效。如果浸泡时间稍长,酒味更佳。

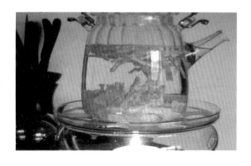

4.橘皮丁

把新鲜的橘子皮除去蒂头和腐烂的部分,用清水洗干净,沥干后用刀切成小丁块,然后放在蜂蜜或白糖中浸腌 20 天,可作为糖包、汤圆等甜食品的馅料,吃起来清爽香甜。

5.橘皮果酱

橘皮做果酱,干鲜均可。先将橘皮用水洗净,放入锅中加水煮沸数分钟,将水倒出,另加新水再煮沸数分钟,如此进行 3~4 次,直到橘皮水苦味不太重时为止。然后用手或布将橘皮挤干,用刀将橘皮剁成碎末,越碎越好,若能用绞肉机细绞一下更好。把剁碎的橘皮重新放入锅中,根据橘皮的多少加入适量的红糖、白糖和糖精,并加水少许,煮沸后用文火煎熬成稠糊状,橘皮果酱就做好了。

6.橘皮粥

在熬大米粥时,放入几小块干净的橘子皮,等粥煮熟后,不仅芳香可口,而且开胃,对胸腹胀满或咳嗽痰多的人,能够起到饮食治疗的作用。

第十四章　樱桃

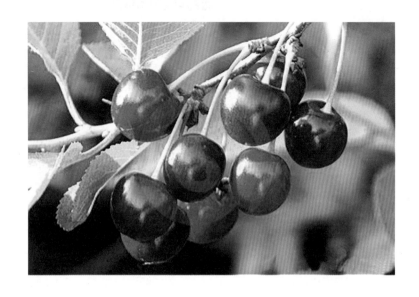

吃出营养　吃出健康——果品的科学吃计

　　樱桃是某些李属类植物的统称,包括樱桃亚属、酸樱桃亚属、桂樱亚属等。属乔木,高 2~6 米,树皮灰白色。小枝灰褐色,嫩枝绿色。

　　樱桃可以作为水果食用,外表色泽鲜艳,晶莹美丽,红如玛瑙,黄如凝脂,果实富含糖、蛋白质、维生素及钙、铁、磷、钾等多种微量元素。

　　樱桃产地主要分布在美国、加拿大、智利、澳洲、欧洲等地,中国主要产地有山东、安徽、江苏、浙江、河南、甘肃、陕西、四川等。

一、分类

樱桃的品种主要有：

1.大鹰紫甘樱桃

又称大鹰嘴,产于安徽太和。树形直立,树势旺盛,果实较大,呈卵圆形,先端有尖嘴,果柄细长,果皮较厚,易与果肉剥离。完熟后的果实呈紫红色,鲜艳亮丽,果肉黄白色,汁多味甜,离核,品质优。在当地5月上旬成熟,供鲜食。

2.垂丝樱桃

原产于南京,为当地优良品种之一。树势健壮,果实大型,平均单果重2.14克,汁多味甜,肉质细腻;果色鲜艳;早熟,丰产。本品种因果柄细长而下垂,故称垂丝,品质极佳。但由于花期较早,易遭霜冻。

3.金红樱桃

又称大笨,产于安徽太和。果实呈球形或心脏形,顶端平或微尖,果皮金红色,肉厚致密,味甜,最适宜制作蜜饯。成品色鲜透明,为目前优良的加工品种。在当地5月中旬成熟。

4.东塘樱桃

产于南京。树形高大,枝条直立。叶片色浓而厚,果实呈圆形,色泽鲜艳,品质略逊于垂丝樱桃,丰产但不抗寒。5月上旬成熟。本品种为南京近郊栽培最普遍的品种之一。

5.银珠樱桃

产于南京。树形小,枝细叶小,果实淡红色,故称银珠。果实呈圆锥形,丰产。果个小,但品质差。本品种虽品质差,但由于花期晚,不易遭受霜冻,同时由于植株较小,可以适地密植,管理方便。当地5月上旬成熟。

6.翅柄樱桃

产于浙江诸暨。果实呈扁圆球形,平均单果重3.13克,果肉细而多汁,甜酸适口,品质优。皮薄,不耐贮运。果柄粗短而挺直,故名短柄樱桃。当地4月下旬成熟,该品种在中国樱桃中为鲜食品质最佳品种之一。

7.泰山樱桃

产于山东泰安。果实中大,呈心脏形,果皮红色,果肉橙黄色。甜酸适中,丰产,抗旱。当地5月上旬成熟。

8.短把樱桃

产于山东莱阳。果实中大,呈扁心脏形,果色深红,果顶突出,果柄粗而短,品质中等。5月中旬成熟。

9.大窝樱桃

产于山东枣庄,为当地优良品种。果实较大,平均单果重2~2.5克,果实呈圆球形或扁球形,具光泽。果皮较厚。果肉淡黄色,微带红色,果汁中多,肉质较致密、离核,酸甜适口,品质优。5月上旬成熟。

10.小窝樱桃

又称尖叶樱桃、小叶樱桃。产于山东枣庄,为当地主栽品种之一。果实中大,平均单果重1.5克。果实呈球形,紫红色,具有光泽。果皮薄,果肉黄色,果汁较少,味甜,离核。5月上旬成熟。

二、营养价值

樱桃被誉为"水果中的钻石",因为它具有非凡的营养价值,对痛风、关节炎等病有特殊的食疗效果。

樱桃含铁量较高,比苹果高20~30倍,铁是合成人体血红蛋白、肌红蛋白的原料,在人体免疫、蛋白质合成、能量代谢等过程中,发挥着

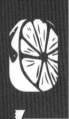

重要作用。同时也与大脑及神经功能、衰老过程密切相关。

樱桃中同样含有褪黑激素,因此具有双倍的抗衰老作用,是名副其实"美味又美容"的水果。

樱桃含有丰富的蛋白质、维生素 A、维生素 B、维生素 C,还有钾、钙、磷、铁等矿物质以及其他多种维生素,低热量,高纤维。维生素 A 比葡萄高 4 倍,维生素 C 的含量更高。

最新研究发现,樱桃还含有花色素、花青素、红色素等,这些生物素都有重要的医药价值。它含有抗氧化剂,比维生素 E 的抗衰老作用更强,可以促进血液循环,有助尿酸的排泄,能缓解痛风、关节炎所引起的不适,其止痛消炎的效果,被认为比阿司匹林还要好。因此,医生建议,痛风、关节炎病人可每天吃些樱桃。樱桃不仅颜色艳丽,而且味道甘美、营养丰富。

樱桃还有药用价值,其根、枝、叶、核、鲜果皆可入药,能治疗多种疾病,特别是具有能促进血红蛋白的再生作用,对贫血患者有一定补益。明代药物学家李时珍在《本草纲目》中记载,樱桃有益气、祛风湿、透疹、解毒等多种药效。

樱桃是上市最早的一种乔木果实,号称"百果第一枝"。人们赏识樱桃,在于它颜色艳丽、味道甘美、营养丰富。它既含碳水化合物、蛋白质,也含有钙、磷、铁和多种维生素。尤其是铁的含量,每百克高达 6~8 毫克,位于各种水果之首,比苹果、桔子、梨高 20~30 倍,维生素 A 的含量比苹果、桔子、葡萄高 4~5 倍。

三、保健功效

樱桃营养丰富,具有调中益气、健脾和胃、祛风湿等功效。下面将樱桃的主要功效归纳如下:

补血:樱桃含铁量高,位于各种水果之首。铁是合成人体血红蛋白、肌红蛋白的原料,在人体免疫、蛋白质合成及能量代谢等过程中发挥着重要的作用,同时也与大脑及神经功能、衰老过程等有着密切关系。常食樱桃可补充体内对铁元素量的需求,促进血红蛋白再生,既可防治缺铁性贫血,又可增强体质,健脑益智。

防治麻疹:麻疹流行时,给小儿饮用樱桃汁能够预防感染。

祛风除湿:樱桃性温热,兼具补中益气之功,能祛风除湿,对风湿,腰腿疼痛有良效。

收涩止痛:民间经验表明,樱桃可以治疗烧烫伤,起到收敛止痛,防止伤处起泡化脓的作用。同时樱桃还能治疗轻、重度冻伤。

养颜美容:樱桃营养丰富,所含蛋白质、糖、磷、胡萝卜素、维生素C 等的含量均比苹果、梨高,尤其含铁量高,常用樱桃汁涂擦面部及皱纹处,能使面部皮肤红润嫩白,并可去皱消斑。

四、食用禁忌

樱桃性温热,热性病及虚热咳嗽者忌食。樱桃核仁含氰甙,水解后产生氢氰酸,药用时应小心中毒。

有溃疡症状者、上火者慎食,糖尿病者忌食。

不可空腹食用樱桃。空腹状态下,胃酸分泌会增加,胃酸与樱桃中的果胶质和可溶性物质相结合,会生成难于溶解的沉淀物,可引起消化不良或腹泻等症状。

樱桃含钾量高是不可轻视的,每 100 克含钾 258 毫克,对于有肾病患者可不是一个小数字,应慎食。肾病患者如果肾脏调节水分和电解质的功能丧失,病人就会发生少尿和水肿。少尿时,由于排钾减少可有钾潴留。如果患者食用过多的樱桃,就会出现高血钾。当血钾大

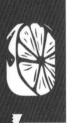

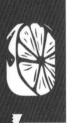

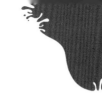

于 6.5 毫摩尔/升时,即可导致患者的心脏在数秒至数分钟内停止跳动。因此,高血钾可以说是慢性肾病的"隐形杀手"。

五、选购与贮藏

不管是选购什么样的水果,都是有一定技巧的,下面主要介绍一下挑选樱桃的一些实用技巧:

(1)看樱桃的颜色。樱桃外观颜色如果是深红或者偏暗红色的,通常就比较甜。暗红色的最甜,鲜红色的是略微有点酸的。

(2)看樱桃的大小形状。虽然市面上的樱桃有大有小,这应该是品种问题。但多数人还是认为樱桃的个头大好点。另外整个樱桃呈"D"字扁圆形状,果梗位置蒂的部位凹得越厉害的樱桃会越甜。

(3)看樱桃的硬度。用手轻轻捏一下樱桃,如果是有弹性的,很厚实的,那说明这樱桃很甜,水分也比较充足。反之,如果樱桃是很软的,那说明是太熟了。

(4)看樱桃的表皮。挑选樱桃的时候,最好是选外表皮稍稍硬的好,因为这样的樱桃果蝇钻不进去,不会留下虫卵。另外表皮发亮的樱桃最健康、新鲜、好吃。

(5)看樱桃有无褶皱。吃樱桃最重要的是新鲜,如果樱桃果皮表面有褶皱,表示果实脱水,可能变质或缺失水分,这样的不要挑选。

(6)看樱桃底部果梗。挑樱桃要看其底部的果梗,如果有发黑的现象,则表明已不新鲜了,应该要挑选绿色的。

采摘来的樱桃最好平铺摊开存放,叠压更容易坏。在保存方面,对新鲜的樱桃而言,一般可保持 3 到 7 天,甚至 10 天,建议不宜过长存放。樱桃非常怕热,要把樱桃放置在零下 1℃ 的冰箱里储存,如果没有冰箱的话,可以放到比较凉的地方或是装进塑料袋泡到凉水里。冬天也可以放到阴凉的地方,不建议存放太长时间。还有保存时候千万不要洗,吃多少洗多少。家庭保存大樱桃,应将新鲜大樱桃进行包装,然后放入冰箱保鲜柜里就行了。如果在冰库保存,应将温度控制在-0.5℃～+0.5℃范围内,湿度控制在90%～95%范围内,贮存在周围气体为氧气含量4%～5%,二氧化碳含量6%～7%的环境中。如果樱桃不小心沾到水,应该找一个阴凉通风的地方,把樱桃一个一个摆开,不要成堆。

六、食用方法

1.樱桃酒

鲜樱桃500克,米酒1000毫升。将樱桃洗净置坛中,加米酒浸泡,密封,每2～3日搅动1次,15～20天即成。

2.樱桃酱

选个大、味酸甜的樱桃1000克左右,洗净后分别将每个樱桃切一小口,剥去皮,去核。将果肉和砂糖一起放入锅内,上旺火将其煮沸后转中火煮,撇去浮沫涩汁,再煮至黏稠状时,加入柠檬汁,略煮一下,离火,晾凉即成。

3.冷冻樱桃

将樱桃放入容器中,再放入冰箱冷冻室,可在一年四季长时间保存,且其维生素保持得很好。冬季吃完火锅,来几枚冻樱桃,有助于消化并解除油腻。

第十五章 菠萝

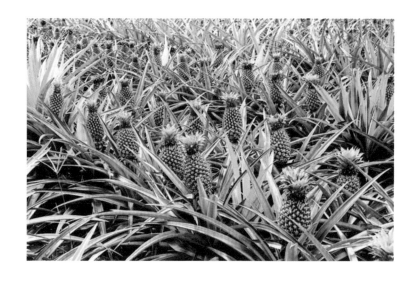

　　菠萝原名凤梨,菠萝属于凤梨科凤梨属多年生草本果树植物,原产巴西,16世纪时传入中国,有70多个品种,是岭南四大名果之一。菠萝含有大量的果糖、葡萄糖、维生素A、维生素B、维生素C、磷、柠檬酸和蛋白酶等元素。菠萝味甘性温,具有解暑止渴、消食止泻之功效。凤梨与菠萝在生物学上是同一种水果。在市场上,凤梨与菠萝为不同品种水果,菠萝削皮后有"内刺"需要剔除,而凤梨消掉外皮后没有"内刺",不需要用刀划出一道道沟。

一、分类

通常,菠萝的栽培品种分 4 类,即卡因类、皇后类、西班牙类和杂交种类。

1.卡因类

又名沙捞越,因法国探险队在南美洲圭亚那卡因地区发现而得名。栽培极广,约占全世界菠萝栽培面积的 80%。植株高大健壮,叶缘无刺或叶尖有

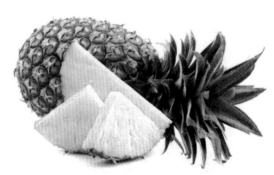

少许刺。果大,平均单果重 1100 克以上,呈圆筒形,小果扁平,果眼浅,苞片短而宽。果肉淡黄色,汁多,甜酸适中,可溶性固形物 14%～16%,高的可达 20% 以上,酸含量 0.5%～0.6%,为制罐头的主要品种。

2.皇后类

最古老的栽培品种,有 400 多年栽培历史,为南非、越南和中国的主栽品种之一。植株中等大,叶比卡因类短,叶缘有刺。果呈圆筒形或圆锥形,单果重 400～1500 克,小果锥状突起,果眼深,苞片尖端超过小果。果肉黄至深黄色,肉质脆嫩,糖含量高,汁多味甜,香味浓郁,以鲜食为主。

3.西班牙类

植株较大,叶较软,黄绿色,叶缘有红色刺,但也有无刺品种。果中等大,单果重 500～1000 克,小果大而扁平,中央凸起或凹陷。果眼深,果肉橙黄色,香味浓,纤维多,供制作罐头和果汁之用。

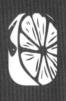

4.杂交种类

是通过有性杂交等手段培育杂交种育的良种。植株高大直立,叶缘有刺,花淡紫色,果形欠端正,单果重 1200～1500 克。果肉色黄,质爽脆,纤维少,清甜可口,可溶性固形物 11%～15%,酸含量 0.3%～0.6%,既可鲜食,也可加工罐头。

二、营养价值

菠萝果实品质优良,营养丰富,含有大量的果糖、葡萄糖、维生素、磷、柠檬酸和蛋白酶等物质。每 100 克菠萝含水分 87.1 克、蛋白质 0.5克、脂肪 0.1 克、纤维 1.2 克、烟酸 0.1 毫克、钾 126 毫克、钠 1.2 毫克、锌 0.08 毫克、碳水化合物 8.5 克、钙 20 毫克、磷 6 毫克、铁 0.2 毫克、胡萝卜素 0.08 毫克、硫胺素 0.03 毫克、核黄素 0.02 毫克、维生素 C 8~30毫克、灰分 0.3 克,另含多种有机酸及菠萝酶等。

三、保健功效

菠萝的特性是味甘、微酸、微涩、性微寒,具有清暑解渴、消食止泻、补脾胃、益气血、消食、祛湿、养颜瘦身等功效。

菠萝含有一种叫"菠萝蛋白酶"的物质,它能分解蛋白质,帮助消化,溶解阻塞于组织中的纤维蛋白和血凝块,改善局部的血液循环,稀释血脂,消除炎症和水肿,能够促进血液循环。尤其是过食肉类及油腻食物之后,吃些菠萝更为适宜,可以预防脂肪沉积。

菠萝蛋白酶能有效分解食物中蛋白质,增加肠胃蠕动。这种酶不仅在胃中可分解蛋白质,还可补充人体内消化酶的不足,使消化不良的病人恢复正常消化机能。这种物质可以阻止凝胶聚集,可用来使牛奶变酸或软化其他水果,但这种特点在烹饪中会被减弱。此外,菠萝中所含的糖、酶有一定的利尿作用,对肾炎和高血压患者有益,对支气管炎患者也有辅助疗效。由于纤维素的作用,对便秘治疗也有一定的疗效。当出现消化不良时,吃点菠萝能开胃顺气、解油腻,起到助消化的作用,还可以缓解便秘。除此之外,菠萝富含维生素 B1,能促进新陈代谢,消除疲劳感。

菠萝汁有降温的作用,并能有效预防支气管炎,但是发烧时最好不要食用。经医学研究,自古以来,人类就常常凭借菠萝中含有的菠萝蛋白酶来疏缓嗓子疼和咳嗽的症状。菠萝皮中富含菠萝酶,有丰富的药用价值,据国外专家二十多年实验得出结论,长期食用菠萝,心脑血管、糖尿病患者发病率显著降低,并有一定的抗癌效果。

菠萝的主要保健功效可归纳如下:

1.消除水肿

溶解阻塞于组织中的纤维蛋白和血凝块,改善局部的血液循环,消除炎症和水肿。

2.减肥

菠萝减肥的秘密在于它丰富的果汁,能有效地分解脂肪,因此可以每天在食物中搭配食用菠萝或饮用菠萝汁,但是切忌过量或食用未经处理的生菠萝。

3.助消化,促进食欲

菠萝具有健胃消食、补脾止泻、清胃解渴的功效。菠萝的诱人香味则是来自其成分中的酸丁酯,具有刺激唾液分泌及促进食欲的功效。

4.去油腻,清理肠胃

菠萝中所含的蛋白质分解酵素可以分解蛋白质及助消化,对于长期食用过多肉类及油腻食物的现代人来说,是一种很合适的水果。

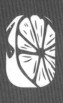

5.美容

可防止皮肤干裂,滋润头发,同时也可以消除身体的紧张感和增强肌体的免疫力。

6.保健

促进血液循环,可以降低血压,稀释血脂。食用菠萝还可以预防脂肪沉积。

7.消除感冒

烧、咳嗽、嗓子疼都是感冒最明显的症状,除了躺在床上安静地休息,不妨饮用一杯新鲜的菠萝汁,可以缓解感冒症状。

8.利尿

适当食用菠萝对肾炎、高血压病患者有益。

四、食用宜忌

菠萝和一些水果一样,吃了会让一部分人过敏,过敏反应最快可以在 15 分钟内发生,这样的症状被称为"菠萝病"或者"菠萝中毒"。过敏后会出现腹痛、腹泻、呕吐、头痛、头昏、皮肤潮红、全身发痒、四肢及口舌发麻等症状,过敏比较严重的还会出现呼吸困难、休克等反应。为了防止食用菠萝过敏,初次吃的宝宝只吃饼干大小的一块,如果无异常,下次可适当加量。

把菠萝泡在盐水里再吃,能使其中所含的一部分有机酸分解在盐水里,去掉酸味,让菠萝吃起来更甜。也可以放在开水里煮一下再吃。菠萝蛋白酶在 45℃~50℃ 就开始变性,到 100℃ 时,90% 以上的菠萝蛋白酶都被破坏,甙类也可被破坏消除。经煮沸后口味也得到改善。每次吃菠萝不可过多,过量食用对肠胃有害。

由于菠萝中含有刺激作用的甙类物质和菠萝蛋白酶,它会分解体内的蛋白质,而且它对人们口腔黏膜和嘴唇的幼嫩表皮有刺激作用。如果吃菠萝前不用盐水泡,会让人有一种麻痹刺痛的感觉。因此,应将果皮和果刺修净,将果肉切成块状,在稀盐水或糖水中浸渍,浸出甙类,然后再吃。用盐水泡菠萝后,能够有效破坏菠萝内部导致过敏的成分,从而失去使人过敏的能力。

五、选购与贮藏

1.选购方法

新鲜成熟的菠萝结实饱满,果皮黄中略带青色,表皮凸起物没有磨损,散发清新果香。如果发现叶片容易折断或松脱,表示已经过熟。切开后,内部呈淡黄色,果肉厚而果芯细小的菠萝为优质品。劣质菠萝内部组织空隙较大,果肉薄而果芯粗大。未成熟菠萝的果肉脆硬且呈白色。

用手轻轻按压菠萝,坚硬而无弹性的是生菠萝;挺实而微软的是成熟度好的;过陷甚至凹陷者为成熟过度的菠萝;如果有汁液溢出则说明果实已经变质,不可以再食用。

通过香气的浓、淡也能判断出菠萝是否成熟。成熟度好的菠萝外皮上稍能闻到香味,果肉香气馥郁;浓香扑鼻的为过熟果,时间放不长,且易腐烂;无香气的则多半是带生采摘果,所含糖分明显不足,食之无味。

2.贮藏方法

存放2~7天时,只要放在常温下、通风处的地方即可,但是不宜长期贮藏。已经削皮的菠萝必须放进冰箱冷藏。

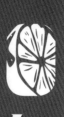

六、食用方法

1.普通方法

吃菠萝时先把菠萝去皮切成片,然后放在淡盐水中浸泡30分钟,再用凉开水浸洗,去掉咸味再食用。

2.菠萝咕咾肉

这道菜弥漫着菠萝的香气,吃起来有点酸有点甜,里脊肉本来就不油腻,再搭配上清爽的水果,很适合盛夏食用。

菠萝咕咾肉的名称经常会引起人们的好奇,菠萝和肉均是食材本身的名称,但是"咕咾"二字何来?原来相传早年间有一批出国移民的华人,因为在国外十分想念家乡美食,但又苦于没有国内食材,于是运用了当地的猪肉、菠萝、酱汁和面粉制成了以西餐 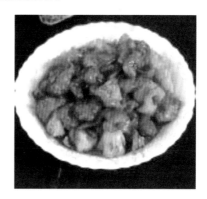 食材为原料的具有中国菜品口味的"菠萝肉"。

食材准备:

主料:猪里脊肉100克,菠萝1块,柿子椒1个,红椒1个。

配料:冰糖1小把,淀粉3汤匙,鸡蛋清1个,花生油适量,胡椒少许,酱油1/2汤匙,番茄酱1大勺,食盐1/2茶匙,面粉3汤匙。

制作步骤:

(1)将猪里脊肉两面改刀,切小块,用酱油、盐、胡椒粉、鸡蛋清腌半小时。

(2)腌肉的同时,把菠萝切块儿,加冰糖煮成冰糖菠萝。煮好后大部分留着当水果吃,连菠萝带汤水的一小碗准备做菜用。

（3）腌肉的同时，把青椒和红椒洗净、切块，再准备一盘淀粉和面粉的混合物。

（4）在炒锅中倒油，同时把腌好的里脊肉在淀粉、面粉里滚一下，一块一块下入热油里炸，稍定型，快速出锅。

（5）把炸过一遍的肉块再复炸一次，炸到想要的焦黄色。

（6）另起油锅，炒青红椒片，倒入一小碗冰糖菠萝，倒入炸好的里脊肉块，加番茄酱一大勺，然后大火收汁，煮至汤汁黏稠，出锅。

烹饪技巧：

（1）里脊肉切块前改刀，更入味。

（2）复炸一次更好吃，别怕肉厚炸不熟，后面还有炖煮的时间。

3.菠萝饭

又叫凤梨饭，营养全面，富含维生素及蛋白质，有助于提高记忆力；形象可爱，色彩丰富，香甜可口。适合在夏季食用，可以解暑止渴，消食止泻。肾炎和高血压病患者宜食用，对菠萝过敏者慎食。

食材准备：

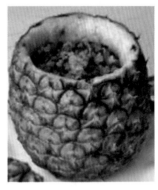

主料：香米饭（蒸熟）250 克，鲜菠萝 1 个，鸡蛋 1 个，熟腰果仁、葡萄干少许，青红椒一个，洋葱半个，虾仁少许。

调味料：蚝油、油、盐、鸡精。

制作步骤：

（1）将新鲜菠萝切半，用小刀将其肉挖出，切成 1 厘米大小的丁浸入盐水，保留 1/2 个菠萝壳做容器。

（2）将青红椒切 1 厘米大小的丁。

（3）锅中热油，待六成热时，磕入鸡蛋，炒成鸡蛋碎，盛出备用；虾仁过开水焯熟。

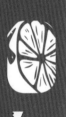

（4）锅内留底油,待热后依次放入洋葱、青红椒翻炒片刻后,加入香米饭,炒匀。

（5）往锅中加入鸡蛋碎、菠萝丁、葡萄干、虾仁,放入盐、蚝油、鸡精调味。

（6）将炒好的菠萝饭盛入菠萝碗中,撒上熟腰果仁即可。

注意事项:

（1）香米应蒸得稍干一些,这样制成的炒饭才好吃。

（2）有过敏史的人最好不要吃。

第十六章　榴莲

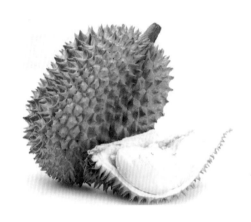

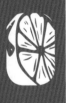

榴莲是热带著名水果之一,原产于马来西亚。东南亚一些国家种植较多,其中以泰国最多。中国广东、海南也有种植。

榴莲为卵圆球形,一般重约二公斤,外面是木质状硬壳,内分数房,每房有三四粒如蛋黄大小的种子,共有十至十五枚,种子外面裹一层软膏就是果肉,为乳黄色。味道甜而喷香。

榴莲在泰国最负有盛名,被誉为"水果之王"。它的气味浓烈,爱之者赞其香,厌之者怨其臭。

一、分类

榴莲有二百个品种,但普遍种植的有六十至八十种。其中最著名的有三种:轻型种有伊銮、胶伦通、春富诗、金枕和差尼,四五年结果;

中型种有长柄和谷,六至八年结果;重型种有甘邦和伊纳,八年结果。它们每年结果一次,成熟时间先后相差一两个月。其中为人们比较熟悉的有:

1.猫山王

猫山王榴莲个体较小,通常在 2.5 千克左右。果皮多为绿色。在果实底部会有一个明显的"五角星"标记,这是猫山王榴莲所独有的特点,当然有的极品猫山王可能呈现出"六角星"或者没有这个图形。猫山王榴莲果肉,色泽金黄而明亮,口感细腻,纤维少,微苦,味觉层次过度自然。猫山王榴莲果核相对较小,通常为成人拇指大小。对于果核有一个非常贴切的形容,叫作"吮指"。

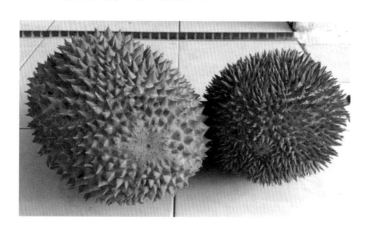

2.苏丹王

苏丹王榴莲是比较大众的马来西亚榴莲,味道浓郁,质地比较干,甜味适中,不容易腻口,但是核比较大,价格较为便宜。苏丹王的核非常大,有些能占果肉一半的重量,所以买苏丹王最

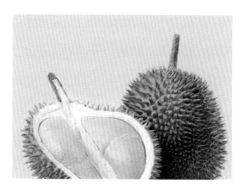

好直接买纯果肉。

3.金枕头

金枕头肉多，甜味高，水分
多，多吃容易腻，果肉呈淡黄色，
经常其中有一瓣比较大，称为
"主肉"。因为气味不太浓很适
合初尝者。一般水果店都有卖，
是最常见的榴莲品种，一般是七
八成熟从树上采摘下来，运输到
国内销售。

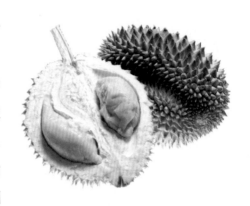

二、营养价值

榴莲的营养价值很高，含有很高的糖分，其中含淀粉 11%、糖分
13%、蛋白质 3%，此外还含有多种维生素、脂肪、钙、铁和磷等。榴莲
属热性水果，因而吃过榴莲后九个小时内禁忌喝酒。榴莲全身都是
宝，果核可煮或烤着吃，味道像煮得半熟的甜薯，煮榴莲的水能治疗皮
肤敏感性的疮痒。榴莲壳与其他化学物可合成肥皂，还能用作皮肤病
药材。

现代营养学研究发现，榴莲营养价值极高，经常食用可以强身健
体、健脾补气、补肾壮阳、温暖身体，属滋补有益的水果。榴莲性热，可
以活血散寒，缓解经痛，特别适合受痛经困扰的女性食用。它还能改
善腹部寒凉，促进体温上升，是寒性体质者的理想补品。

榴莲含有丰富的蛋白质和脂类，对机体有很好的补养作用，是良
好的果品类营养来源。榴莲有特殊的气味，不同的人感受不同，有的
人认为其臭如猫屎，有的人认为其香气馥郁。榴莲的这种气味有开

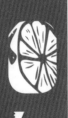

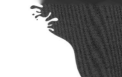

胃、促进食欲的功效,其中的膳食纤维还能促进肠胃蠕动。

三、保健功效

很多人喜欢吃榴莲,但是也有很多人因为受不了榴莲的味道从来不吃,不管是喜欢吃也好,不喜欢吃也好,榴莲的功效和作用却很少有人清楚,榴莲的主要保健功效如下:

(1)根据现代科学和营养学的研究发现,榴莲是营养价值极高的水果,经常食用可以强身健体、滋脾补气、补肾壮阳,是一种极具有滋补功效的水果。在泰国,榴莲常被用来当作病人和产后妇女补养身体的补品。

(2)榴莲性热,因此可以活血散寒,缓解女性经期疼痛症状,尤其适合受痛经困扰的女性食用。同时,它还能改善腹部寒凉,促进体温上升,是寒性体质者的理想补益佳品。用榴莲的果壳和骨头一起煮汤喝,一直是民间传统的食疗验方,用来治疗各种体寒病症。

(3)榴莲含有较高的糖分,还有淀粉、蛋白质、脂肪、钙、铁、磷和多种维生素,可健脾补气、补肾壮阳,同时还能够促进肠胃蠕动,帮助消化。另外,榴莲全身都是宝,果核和榴莲壳都可以进行再次加工,成为有用的物质。但要注意,榴莲属于热性水果,千万不可多吃,否则会引起便秘、上火、胃胀、呼吸困难等症状。若吃了过多榴莲时,这时可以吃几只山竹,因为山竹是属于寒性的,只有这个水果王后才可以制服水果之王。

(4)榴莲周身是宝,其果核的营养价值和药用价值更是了得。榴莲籽富含蛋白质,炒熟或煮熟后去壳吃,味道类似板栗,吃了能够增加体力。榴莲籽也可以用来煲汤,有一定的药用价值,民间就有用榴莲籽煲汤的做法。相对榴莲果肉,榴莲籽性质较温和,晒干煮汤有补肾、健脾的作用。

四、食用宜忌

榴莲虽然好吃,但不可一次吃得太多,不然容易导致身体燥热,其丰富的营养还会因肠胃无法完全吸收而引起上火。消除燥热的方法是在吃榴莲的同时喝些淡盐水或吃些水分比较多的水果来平衡,梨、西瓜都是很好的选择。不过,榴莲的最好搭档是被称为"水果皇后"的山竹,只有它才能轻易降伏"水果之王"的火气,保护身体不受损害。然而,榴莲和山竹同时吃虽能避免上火,但却有可能引起便秘。因为这两种水果都富含纤维素,在肠胃中会吸水膨胀,过多食用反而会阻塞肠道,引起便秘。并且,榴莲和山竹都含有较高糖分和钾,糖尿病、肾病、心脏病患者均不宜多吃。食用榴莲应注意以下几点:

(1)榴莲含糖和胆固醇较多,因而糖尿病人、高胆固醇血症患者应忌食或少食榴莲。

(2)榴莲热量较高,因而肥胖人士应少吃。

(3)榴莲含钾量较高,因而肾病及心脏病人应少吃。

(4)榴莲性热而滞,喉痛、咳嗽、感冒、阴虚体质、气管敏感者均不宜多食榴莲。

(5)榴莲果汁黏稠,易阻塞咽喉、气管而引起窒息,故老人须少吃、慢吃。

(6)榴莲富含纤维素,在肠胃中会吸水膨胀,过多食用会阻塞肠道,引起便秘。

(7)榴莲不可与白酒同食,酒与榴莲皆属热气之物,如患糖尿病人士两者同吃,可能会导致血管阻塞、中风,所以宜小心食用。正常健康人士也应忌两者同时食用。甚至曾有很多例榴莲与白酒同食至死的

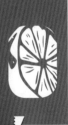

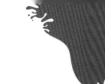

案例,因此这一点是必须要小心的。

（8）榴莲的种子富含蛋白质,炒熟或煮熟后去壳吃,味道类似板栗,能够增加体力。

（9）榴莲不能与温性食物同吃,如牛肉、羊肉、狗肉以及海鲜等。因为这些食物皆属于燥热之物,同吃会引起上火发炎或者由于上火而导致其他疾病或者诱发以前的疾病。

五、选购与贮藏

1.挑选技巧

榴莲的鉴别与其他水果鉴别的方式不同,在鉴别榴莲的时候一定要注意榴莲是不是自然成熟,这直接影响到食用榴莲的口味,那么怎么鉴别榴莲的一些品质呢？榴莲的种类很多,包括金枕、葫芦、坤宝等品种,好的榴莲,果肉既不能含过多的水分也不能太干硬,而是柔软湿润,带有淡淡的苦味。从表皮可认识榴莲的优劣,凡锥形刺粗大而疏者,一般都发育良好,果粒多,果肉厚而细腻;如刺尖细而密,则果粒少、果肉薄而肉质粗。一般来说,金枕都有四个果室,可以分出四份。榴莲上面的钉要饱满,如果想吃熟一些的话,可以把两个相邻的钉捏起来,如果能捏动的话,说明比较成熟。或者可以闻一下把柄,如果有一些香味的话过一两天就能吃了。再看把柄位置,如果比较清爽,末端有些深陷的话,那么就是自然成熟的,可以挑选。至于说到干包与湿包,就是果实部分是干一些还是湿一些的,拿起榴莲摇动一下,如果有声音的话,感觉到里面有东西在晃动这就说明是干包的。榴莲食用完后手上会有一股臭味,用榴莲外壳加水清洗,就可去除。一个榴莲是否可口,除关系到品种、产地、气候、施肥及摘采时间外,适时剖开取食也极为重要。尚未成熟即剖食,榴莲肉硬而淡,味同嚼蜡,便不会好

吃。用小竹条轻敲榴莲,听其声音,以辨别成熟程度,同时以嗅闻的方法决定是否可以剖开。具体的选购方法归纳如下:

(1)选榴莲先看它的外观,黄色就是熟的表现,青的还是生的。

(2)用两手指将榴莲的刺往内挤一下,如果手感有弹性,两颗刺能往里靠的话,那榴莲也就差不多是熟的了。

(3)用手往下按榴莲的皮,有弹性就说明皮薄,就好,皮厚的按不动。

(4)眼看榴莲尖尖,如果有细裂缝的最好,这是榴莲熟了的标志。如果榴莲是生的,就是用菜刀也砍不动。

(5)选榴莲外形要圆,每一个鼓包凸出得多最好。

(6)用鼻子嗅一下,熟了的榴莲嗅起来很香。如果嗅起来有酒的味道那就是熟过头了,这种榴莲不好吃。

(7)若瓣发黄,榴莲可能已经烂了。

2.存放方法

榴莲难以贮存,采后隔一夜味道就会变差,两三天就会烂掉。榴莲在贮运和销售过程中腐烂损失率高达40%~50%,这也是中国北方市场上少见榴莲的原因。马来西亚研究院采用深冷冻技术延长了榴莲的保鲜期,能够满足不同区域市场对榴莲的需求。

买回家的榴莲应用报纸严密包裹起来,免得它的刺扎伤小孩。榴莲具有后熟作用,应将其放在阴凉处保存,成熟后的果实会裂开,这时可将果肉取出放入保鲜袋后置于冰箱里保存。榴莲存放时间长了就会影响新鲜感,榴莲冰镇后会具有雪糕的口感。

六、食用方法

几年来,泰国大力发展榴莲种植业,产量逐年上升。鲜榴莲及其

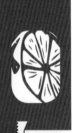

加工产品是一个很好的项目,尤其是榴莲的深加工产品,如泰国生产的榴莲糖、榴莲片和榴莲软膏等产品。榴莲独特的香气成分为食品香料添加剂的开发提供了信息。如榴莲可用于生产果酒,因其含有丰富的糖分和风味物质,适量添加可以提高果酒的风味。此外,榴莲还可加工成榴莲粉、榴莲酥、榴莲干、榴莲果汁、榴莲菠萝果酒等产品。榴莲的家庭食用方法可归纳如下:

1.生吃

榴莲最简单的吃法就是生吃了。把榴莲肉"解构"出来,可直接食用。另外,把榴莲切成小丁,里面加入一些冰激凌,搅拌一下,就变成榴莲冰了。这种吃法能够掩盖一下榴莲的味道,适合初试者。初次吃榴莲,应小口吃。

2.熟吃

(1)榴莲炖鸡

此汤补而不燥,而且性质温和,可以滋阴补肾,适合女孩子月经后的调养,秋冬季节吃最合适。不过喜欢吃榴莲的人难免会有点失望,因为这个汤几乎没有榴莲味,如果想煲浓一点的汤,可以将煲过汤的榴莲弄烂和汤同吃,浓烈的榴莲味便会散发出来。

原料:榴莲 50 克,鸡 1 只(约重 600 克),姜片 10 克,核桃仁 50 克,红枣 50 克,清水约 1500 克,盐少许。

做法:

1)鸡洗干净去皮,放入开水中,浸约 5 分钟,捞出,斩成大块;核桃仁用水浸泡,去除油味;红枣洗净去核;榴莲去嫩皮,留下大块的外皮。把果肉、外皮切小块,因为味道比较重,少放一点为好。

2)把鸡、姜片、核桃仁、枣、榴莲皮与榴莲肉同放入锅内开水中,加姜片,用大火将水煮沸,改用文火煲 3 小时,加盐、少量味精调味即成。

（2）椰丝托榴莲

原料：榴莲 1/3 粒、椰子粉 80 克、椒盐 1 茶匙、甜辣酱 2 大匙。

面糊：脆酥粉 1.5 杯、鸡蛋 1 个、沙拉油 1 茶匙、盐 1/2 茶匙、糖 1 大匙、水适量。

做法：

1）将榴莲肉切成 3 厘米×0.5 厘米的长条。将面糊调匀。

2）起油锅，入油烧至六分热，将果肉依序蘸裹面糊及椰子粉，入锅。

3）炸至金黄色即可捞出沥干排盘，食用时可沾胡椒或甜辣酱。

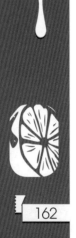

第十七章 山竹

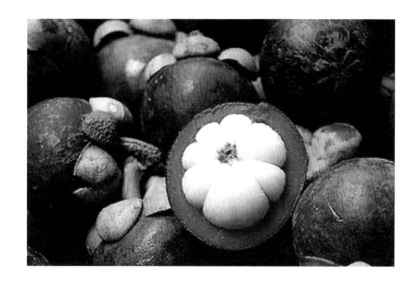

山竹原产于马来半岛和马来群岛,在东南亚地区如马来西亚、泰国、菲律宾、缅甸栽培较多。属藤黄科常绿乔木,树高可达 15 米,果树寿命长达 70 年之上。山竹原名莽吉柿,对环境要求非常严格,因此是名副其实的绿色水果,与榴莲齐名,号称"果中皇后"。山竹富含羟基柠檬酸、山酮素等成分,羟基柠檬酸对抑制脂肪合成、抑制食欲和降低体重有良好功效。山酮素具有止痛抗菌、抗病毒、抗突变等作用,特别是山酮素还能抗氧化、消除氧自由基的活性,对心血管系统有很好的保护作用。

山竹果实大小如柿,果形扁圆,壳厚硬、呈深紫色,由 4 片果蒂盖顶,酷似柿样。因果壳甚厚,较不易损害果肉。剥开其壳,便见七八瓣洁白晶莹的果肉,酷似剥了皮的大蒜瓣儿,相互围成一团。山竹果肉雪白嫩软,味清甜甘香,带微酸性凉,润滑可口,解乏止渴,生发补身,为热带果树中之珍品。

一、分类

山竹是一种典型的热带水果,主要分布于泰国、越南、马来西亚、印度尼西亚、菲律宾等东南亚国家。山竹根据树龄的不同,生产出来的果子叫法也不同。山竹7年结果,7年到15年间结出来的果子叫油竹果;15年到50年之间结出来的果子叫花竹果;50年树龄以上结的山竹叫沙竹果。树龄越小结出来的果子越油亮,但吃着不如老的好。

(1)油竹果:果皮油亮,呈现均匀的黑紫色,而且叶子青绿,卖相极好,是水果店里常见的品种。

(2)花竹果:果把带红色,果面带红带黑。

(3)沙竹果,山竹里资历最深的叫做麻竹,是树龄50年以上的山竹树结的果子,也就是中国所称的沙竹。外表看起来非常不佳,果皮粗燥,没有光泽,看起来又干又老,还有很多麻点。但是麻竹经历了时光的充分滋润,吸收了足够的阳光和水分,结出的果实更加细腻、清甜,是风味极佳的品种。

二、营养价值

山竹果果肉含可溶性固形物16.8%、柠檬酸0.63%,还含有维生素 B_1、维生素 B_2、维生素 C 和矿物质,具有降燥、清凉解热的作用,因此,山竹不仅味美,而且还有降火的功效,能克榴莲之燥热。在泰国,人们将榴莲、山竹视为"夫妻果"。如果吃了过多榴莲上了火,吃上几个山

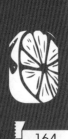

吃出营养 吃出健康——果品的科学吃才

竹就能得到缓解。另外,山竹含有丰富的蛋白质和脂类,对机体有很好的补养作用,对体弱、营养不良、病后都有很好的调养作用。

山竹吃起来很甜美,但其散发出的气味很淡,因为其气味的化学组分量约是芳香水果气味的1/400。山竹营养丰富,抗氧化作用强,而且有保健功效,不过食用要适量,过量摄入此物质会增加酸中毒的可能性。

三、保健功效

山竹相对榴莲,性偏寒凉,有解热清凉的作用,可化解脂肪,润肤降火。若皮肤生疮或年轻人长了青春痘,均可生食山竹,也可用山竹煲汤。榴莲偏热,山竹属凉,吃了大补的榴莲之后,再吃山竹有清热的功效。

山竹富含蛋白质、糖质和脂类,主治脾虚腹泻、口渴口干、烧伤、烫伤、湿疹、口腔炎等症。但山竹不宜多吃,肾病患者、心脏病患者、糖尿病者应慎食,湿热、腹痛、腹泻者不可服用。山竹外果皮粉末内服可治腹泻、赤痢,外敷可治皮肤病,干燥的山竹叶可用来泡茶。

中医认为山竹有清热降火、美容肌肤的功效。对平时爱吃辛辣食物、肝火旺盛、皮肤不太好的人,常吃山竹可以清热解毒,改善皮肤光泽。在东南亚,山竹果皮一直作为泰国传统医药,用于腹痛、腹泻、痢疾、感染性创伤、化脓、慢性溃疡、淋病等疾病的治疗。

在印尼和中国,切片烘干后的山竹果壳被碾成粉末后有助于治疗痢疾,制成膏后可以用于湿疹等其他皮肤病的治疗。果壳的煎汁被用于减轻腹泻、膀胱炎、淋病和慢性尿道炎等病症。菲律宾人使用山竹叶子和树皮煎汁作为退热药来治疗鹅口疮、腹泻、痢疾和泌尿系统疾病。

四、食用宜忌

大家在吃山竹的时候要注意，山竹中所含有的纤维素在肠胃中会因为吸水而膨胀，过量的食用会引起便秘，所以吃山竹要适量的吃，不要一次吃的过多。若不慎吃过量，可用红糖煮姜茶解之。

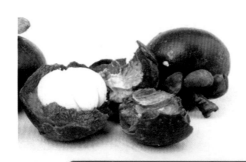

山竹的吃法

- 可以用刀将果皮切开，也可用手将果皮捏出裂缝掰开。
- 剥开果皮后，里面有紫色的汁液流出，注意不要将紫色的果壳汁液染在果肉上，会影响果肉的口味，
- 除掉外壳便可见其雪白、嫩滑、诱人的果肉。

食用宜忌
山竹富含纤维素，在肠胃中会吸水膨胀，过多食用反而会引起便秘。

山竹中含有的钾离子比较多，对于肾病及心脏病患者有不良影响，所以肾病和心脏病患者最好不要食用山竹。另外，正因为山竹是寒凉的水果，所以体质虚寒者少吃尚可，多吃不宜，也切勿和西瓜等寒凉食物同吃。

正常体质的孕妇能吃山竹。山竹含有叶酸、脂肪、蛋白质粉等对孕妇身体有益的物质，应该说从水果中汲取营养成分是十分安全健康的，孕妇可以通过吃山竹来滋养身体。山竹含有丰厚的维生素、矿物质，果肉雪白嫩软，吃在嘴里甜中略酸，能够为孕妇补充很多孕妇需要的营养。但是，孕妈妈要千万注意：山竹中糖分较高，因此有妊娠高血压和妊娠糖尿病患者请勿食用。

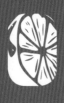

五、选购与贮藏

挑选山竹时一定要选蒂绿、果软的新果,否则会买到"死竹"。成熟的山竹表皮是紫黑色,有一段小小的果柄和黄绿色的果蒂。果皮厚硬,先用刀把果皮切开,也可以用手将

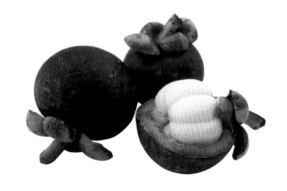

果皮捏出裂缝再掰开。注意剥开果皮后,会渗出紫色的汁液,剥壳时注意不要将紫色汁液染在肉上,会影响口味。除掉外壳的山竹会露出雪白嫩滑的果肉。果肉像蒜瓣紧密地排列,味道酸甜,爽口多汁,是老少皆宜的水果。

挑选山竹要总体观察,果实表面不应该有黄色汁液;外皮应当完整没有凹陷,没有破损,没有硬块;在缝隙处要注意有没有蚂蚁等昆虫残留。

具体选购方法可归纳如下几点:

(1)看果蒂。果蒂其实就是山竹果实连接山竹枝的那里,颜色越绿说明越新鲜。如果蒂叶颜色暗沉,表示此山竹已太老,不适宜吃了;如果果蒂颜色变褐色或者变黑,说明这个山竹放置时间太长了,有可能腐烂变质了。

(2)看颜色。色泽鲜艳、有光泽的山竹则说明是新鲜的。

(3)捏果壳。用手轻轻捏一下山竹的果壳,可以捏的动、有弹性的则说明是新鲜的。如果太硬,捏不动,则是太老或风干了,这个山竹就不新鲜了。如果太软,则山竹可能被泡了或者腐烂了。

（4）掂分量看大小。大小合适均匀、分量比较重的山竹，一般水分比较多，够新鲜，也好吃。重量太轻的山竹，则可能是被风干了，已经不新鲜了。

山竹极易变质，若想放得时间长一些，就一定要保证低温少氧。一般情况下，热带水果是不能放在冰箱里贮存的，可山竹却不一样。因为低温可以减少山竹水分的丧失，降低果胶酶的活性，延缓老化，所以山竹应该放在冰箱里冷藏。

此外，尽量密封，减少氧气的侵袭，也是保鲜的一个要诀。总的来说，把山竹装入自封保鲜袋或盒中，留少量空气，再把袋口系紧，放进冰箱冷藏，就可以多放几天了。

我国的山竹大多是从泰国等国家入口，由于经过长途运输，家庭贮藏时间不宜过长。另外，山竹多吃会引起便秘，一般一天最多吃三个。山竹在存放 5 日后风味会每况愈下，最多只能储藏 10 天，建议一次不要大量购买，吃多少就买多少。

六、食用方法

1.山竹火龙果水果沙拉

食材：山竹 3 个、香蕉 2 根、火龙果半个、西瓜适量、冰块 8 格、沙拉酱适量。

（1）准备水果。

（2）将山竹去皮切块。

（3）将山竹放入碗中，将冰块从冰箱中取出。

（4）挤上沙拉酱。

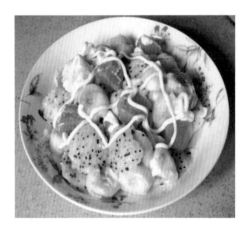

吃出营养 吃出健康——果品的科学吃味

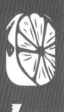

（5）加入冰块。

（6）拌匀。

（7）再挤上适量沙拉酱装饰即可。

2.山竹双米粥

食材:山竹 2 个、大米 30 克、小米 30 克、冰糖适量、水适量。

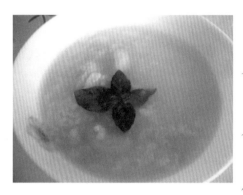

制作步骤:

（1）把煮粥所需的食材准备好。

（2）将大米,小米淘洗干净放入电饭煲中,填入适量的水。

（3）把山竹外壳去掉,分成小瓣。

（4）把山竹瓣放到锅中。

（5）电饭煲通电,按稀饭功能。

（6）粥还有十分钟好的时候,放入适量的冰糖。

3 山竹雪梨汁

食材:雪梨半个、山竹 1 个、蜂蜜适量、凉白开 150 毫升。

制作步骤:

(1)准备好原材料。

(2)把雪梨去皮切小块。

(3)将山竹取肉,把核去掉放入碗中。

(4)将山竹和雪梨放入搅拌杯,加入 150 毫升凉白开。

(5)打成细腻均匀的果汁。

(6)不用过滤,根据个人口味加入适量蜂蜜即可。

第十八章　芒果

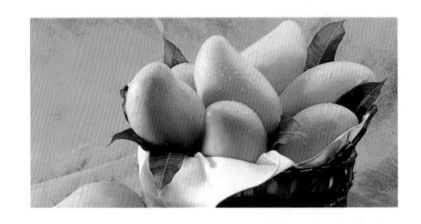

芒果原产自北印度和马来半岛,喜欢高温、干燥的气候,营养生长期(根、茎、叶)最适合温度为 24℃~30℃,气温降到 18℃ 以下时生长缓慢,10℃ 以下停止生长。生殖生长期(花、果)需较高温度,以排水良好且含腐植质的砂质土壤最适宜,pH 值 5.5~7.5 为佳。后引种改良,已遍及多个地方,其中十大芒果生产国家,以产量排名如下:印度、墨西哥、巴基斯坦、泰国、中国、印尼、菲律宾、海地、刚果。在中国,主要产于台湾、广东、广西、海南以及福建、云南、四川等省区。

芒果为著名热带水果之一,因其果肉细腻,风味独特,深受人们喜爱,所以素有"热带果王"之誉称。芒果果实含有糖、蛋白质、粗纤维,芒果中所含有的维生素 A 的前体胡萝卜素成分特别高,是所有水果中少见的。其维生素 C 含量也不低,矿物质、蛋白质、脂肪、糖类等也是其主要营养成分。可制果汁、果酱、罐头、酸辣泡菜及芒果奶粉、蜜饯等。芒果果实形态有椭圆形、肾脏形及倒卵形等。成熟芒果的果皮有绿色、黄色、紫红色,果肉为黄色或橙黄色,果汁及纤维因品种而异。

一、分类

芒果的种类较多,常见的有如下几种:

青皮芒:又称泰国芒,树势中等强壮。果实 6 月上中旬成熟,果形呈肾形,成熟果皮暗绿色至黄绿色,有明显腹沟。果肉为淡黄色至奶黄色,肉质细腻,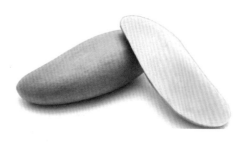

皮薄多汁,有蜜味清香,纤维极少。单果重 200 ~ 300 克,可食部分占 72% 左右,品质极优,是理想的鲜食品种。

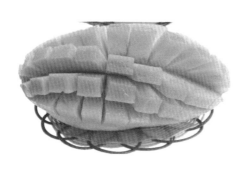

金煌芒:是台湾自育品种,树势强,树冠高大,花朵大而稀疏。果实特大且核薄,味香甜爽口,果汁多,无纤维,耐贮藏,平均单果重 1200 克,成熟时果皮为橙黄色。品质优,商品性好,糖分含量 17% 左右。

红象牙芒:长势强,枝多,叶茂,果形呈园形,微弯曲,皮色浅绿,挂果期果皮向阳面鲜红色,外形美观。果大,单果重 500 克左右,可溶性固形物为 15% ~

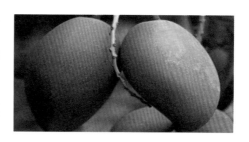

18%，可食部分占 78%，果肉细嫩、坚实，纤维少、味香甜、品质好，果实成熟期在 7 月中下旬。

玉文芒 6 号：果实大，平均单重达 1000~1500 克，果形艳丽，呈紫红色，含较多纤维质，种核薄，可食率高，果肉细腻，口感佳，可溶固形物达 17%~19%，丰产性能较好。

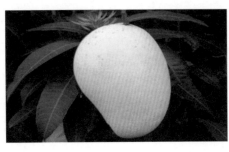

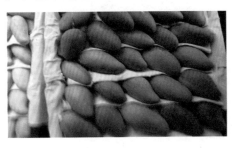

贵妃芒：贵妃芒果在台湾经专家研制推出，至今不到 10 年历史。1997 年，台商廖健雄先生到三亚创立鼎立公司，将"贵妃"引入海南。廖健雄先生介绍，"贵妃"的真实名称叫"红金龙"。台湾科研专家在"红金龙"研制成功后，发现其外表美艳无比，表皮青里透红，无任何斑点。果实大小适中，核小无纤维，水分充足，专家们赞叹其品味俱佳。而芒果在我国古代历史上作为宫廷贡品深受喜爱，因此科研专家们戏称其为"贵妃"，"贵妃"的美称从此广为流传。

象牙 22 号：树势强壮，花序座果率较高，果实象牙形，果皮翠绿色，向阳面有红晕，熟后转浅黄色，单果重 150~300 克，可食部分占 63%，果肉为橙黄色，品质佳，成熟期 6 月下旬至 7 月中旬，耐贮运。

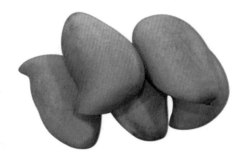

红苹芒:果皮光滑,果点明显,纹理清晰。阳光充足的地方,果皮淡红色,外形酷似苹果,故得名红苹芒。果实成熟期在9月中下旬至10月初,果实可溶性固形物平均含量高达22.6%,果实大小适中,除具有芒果香味外,还有香蕉、菠萝蜜香味,清甜可口,肉质坚实、细嫩、润滑、果核小,纤维极少。

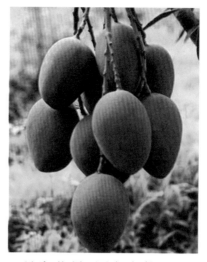

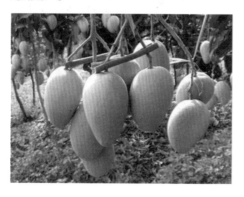

吕宋芒果:原名卡拉宝,又称湛江吕宋、蜜芒、小吕宋。原产菲律宾,为该国的主要商业栽培品种和出口品种。1938年由香港引入湛江,1987年引入云南。果卵圆形,属小果型,单果重130~250克。成熟时果皮金黄,光滑美观。果肉为橙黄色,纤维少,可溶性固形物为17%~20%,总糖12.2%,总酸0.63%,果肉率70%~74%。

四季蜜芒:为多次开花结果品种,果长椭圆形,属中果型,偏小,单果重200~250克。果肉纤维中等,品质中上。可溶性固形物22%,果肉率80%。

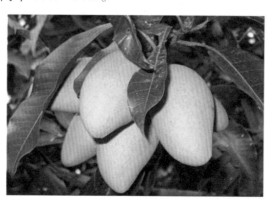

象牙芒:果形似初生象牙,故名象牙芒。属大果品种,单果重400～1500克,果皮薄而光滑,金黄色,外形美观。果肉呈淡黄色,肉质细腻,纤维极少,汁多,味甜,品质佳。可溶性固形物18%～21%,总糖12.5%～14.3%,果肉率达80%,中熟品种。

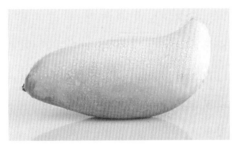

大白玉:又名白玉象牙,原产泰国,果长卵圆形(象牙形)。属中果型,单果重300～400克。成熟时果皮为乳白色至金黄色,向阳面具淡红晕。果肉淡黄色,质地细腻,纤维少,品质上,可溶性固形物18%～20%,总糖16.7%,总酸0.27%,果肉率75%左右。6月下旬至7月下旬成熟。

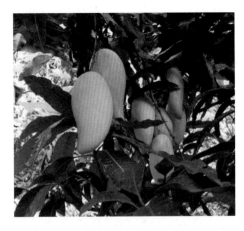

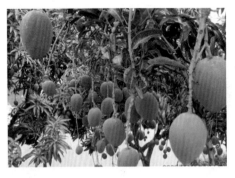

红芒6号:原为美国佛罗里达州的栽培品种,1984年由广西南亚热带作物研究所从澳大利亚引种,该品种适应性较广,树势壮旺,枝条粗壮,长而下垂,发梢力强。开花期在3月下旬至4月下旬,其果实呈椭圆形,平均单果重500克左右。成熟期果实呈色鲜红色,果肉橙黄色,可食率82.3%,含可溶性固形物15.8%,含糖量13.8%,含酸量0.11%,肉质细嫩,汁多,纤维少,风味浓甜清香,品质上乘。

澳芒：金黄色，个头大，每个超过 500 克，外表光滑靓丽，颜色呈现金黄色带有红色霞晕。

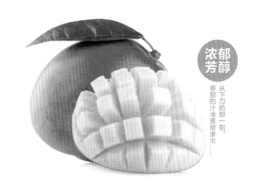

浓郁芳醇

香甜的汁液直接渗出……从下刀的那一刻

二、营养价值

芒果果实多数肉质细腻，气味香甜，含有丰富的糖、维生素、蛋白质，每 100 克果肉含胡萝卜素 2281～6304 微克，可溶性固形物 14%～24.8%，而且人体必需的微量元素硒、钙、磷、钾、铁等含量也很高。

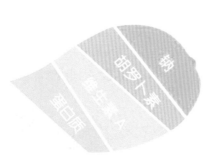

芒果有"热带水果之王"的美称，营养价值高。热量约 57 卡路里（100 克/约 1 个大芒果肉），维生素 A 含量高达 3.8%，比杏子还要多出 1 倍。维生素 C 的含量也超过桔子、草莓。

芒果果肉多汁，鲜美可口，兼有桃、杏、梨、苹果等的滋味，如盛夏吃上几个，能生津止渴，消暑舒神。西双版纳地区的傣族喜欢把芒果制成芒果胶食用，其做法是把芒果煮熟去核过滤，便成为半透明琥珀色的果胶，食之清脆适口，风味别致。

三、保健功效

食用芒果具有益胃、解渴、利尿的功用，成熟的芒果在医药上可作缓污剂和利尿剂，种子则可作杀虫剂和收敛剂。芒果能降低胆固醇，常食芒果有利于防治心血管疾病,有益于视力,能润泽皮肤,是女士们的美容佳果。

芒果有祛痰止咳的功效,对咳嗽、痰多、气喘等症有辅助食疗作用。芒果含芒果酮酸等化合物,具有抗癌的药理作用。芒果的果汁能增加胃肠蠕动,使粪便在结肠内停留时间变短,因此对防治结肠癌很有裨益。

芒果中含有芒果苷,有明显的抗脂质过氧化和保护脑神经元的作用,能延缓细胞衰老、提高脑功能。它可以明显提高红细胞过氧化氢酶活力和降低红细胞血红蛋白。主要保健功效可归纳如下:

(1)清肠胃。食用芒果具有清肠胃的功效,对于晕车、晕船有一定的止吐作用。

(2)抗癌。据现代食疗观点而言,芒果含有大量的维生素A,因此具有防癌、抗癌的作用。

(3)美化肌肤。由于芒果中含有大量的维生素,因此经常食用芒果,可以起到滋润肌肤的作用。

(4)防治高血压、动脉硬化。芒果含有营养素及维生素C、矿物质等,除了具有防癌的功效外,同时也具有防止动脉硬化及高血压的食疗作用。

(5)防治便秘。芒果中含有大量的纤维,可以促进排便,对于防治便秘具有一定的好处。

(6)杀菌。芒果叶的提取物能抑制化脓球菌、大肠杆菌、绿脓杆菌,同时还具有抑制流感病毒的作用。

四、食用禁忌

芒果是少数富含蛋白质的水果,多吃易饱。传统上说它能益眼、

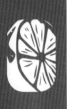

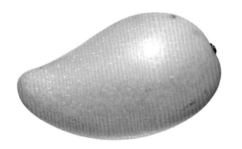

润泽皮肤,估计是含有胡萝卜素的原因。其核亦可作药用,能解毒消滞、降压。

据中医分析,芒果属于性平味甘、解渴生津的果品。生食能止呕,治晕船浪,效用与酸话梅一样。孕妇呕吐时,可吃芒果肉或以芒果煎水进食。

芒果未熟时,果蒂部位会有白色汁液渗出,估计这可能是致敏原因。无论如何,虚寒咳嗽者应避免进食,以免令喉头发痒。而哮喘患者亦应遵照医嘱戒吃。

在吃饱饭以后是不可以再吃芒果的,在吃饱饭了以后再吃芒果对于身体的消化是有影响的。芒果也不适合与辛辣的食物一起食用,如果芒果和辛辣的食物一起吃会引起人体皮肤发黄。

另外有皮肤病的人也是不适合吃芒果的,例如一些含有湿疹、疮疡化脓的患者是不适合吃芒果的,吃了以后会导致病情更加严重。过敏体质的人也是不宜吃芒果的,否则会引起皮炎。

患有妇科病的人也不适宜吃芒果。还有一些体内带有湿气的人也是不适合吃芒果的,因为体内带有湿气的人吃芒果会导致情况更加严重。孕妇其实是可以吃一些芒果的,在吃的时候将芒果肉煎水进食是最好的。

肠胃功能不好的老人、孩子以及气虚、脾虚的人要少吃芒果。有一些人吃了芒果后,全身会起红斑,出现呕吐、腹泻等过敏现象,所以最好将芒果肉切成小块直接食用。吃完芒果后,还要漱口、洗脸,以免果汁残留。

芒果和酒不能同食,两者都是辛辣的食物,多吃对人的肾脏有害。

芒果和菠萝不能同食，同食易过敏，因为芒果、菠萝本身就含有易引起皮肤过敏反应的化学成分，鲜芒果中含有单羟基苯或二羟基苯，不完全成熟的芒果里还含有醛酸，他们对皮肤黏膜有一定的刺激作用，可引发口唇红肿，又痒又痛，重者还会出现水疱和糜烂。而菠萝中含有甙类、菠萝蛋白酶等物质，对人的皮肤、血管等有一定的副作用，且这种过敏常为速发型，多在吃后 1 小时左右出现皮肤瘙痒、潮红、多汗，四肢及口舌发麻。

芒果中含有致敏性蛋白、果胶、醛酸，会对皮肤黏膜产生刺激从而引发过敏，特别是没有熟透的芒果，里面引起过敏的成分比例更高。常见的芒果过敏症状如下：

（1）面部红肿发炎

芒果过敏的症状中最典型的就是过敏者出现面部红肿的现象，尤其以口周面部红肿最为常见。这是因为大部分人吃芒果时喜欢剥了芒果的皮，直接将芒果送入口中吃，这样一来，芒果汁、果肉就沾在口周脸颊。当脸部皮肤直接接触这些易致过敏的物质后，就会引发过敏。

（2）眼部红肿疼痛

一般吃芒果过敏者先是出现面部红肿发炎的症状，之后几天就有可能发展为眼部红肿疼痛。这是体内免疫系统对过敏性炎症作出大规模反应的症兆，是病情发展的症状之一。

（3）呕吐腹泻

极少数人吃芒果后出现腹泻、呕吐的反应，这是过敏者胃肠道对芒果中的易致过敏物质的果酸、蛋白质等作出的反应。这种吃芒果过敏的症状非常少见。

吃芒果过敏一是因为芒果还未熟透，二是因为吃芒果的方式方法

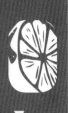

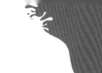

过于放得开。将芒果去皮切成小块吃，并且吃后要及时漱口、洗脸，都可有效预防吃芒果过敏现象。

芒果过敏属于迟发型过敏反应，一般在吃芒果6天后皮疹才会出现，反复接触者也可能数小时就出现，所以如果不确定是否过敏，最好的方法是一次不要吃太多，观察一段时间，如果确实不过敏，再放心食用。如果孕妇出现了过敏性皮肤炎，最好寻求专业的皮肤科医生进行治疗。

五、选购与贮藏

无论购买哪种芒果，都要遵从相同原则，就是选皮质细腻且颜色深的，这样的芒果新鲜。

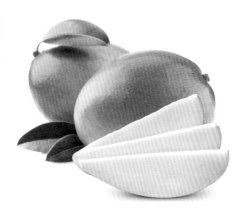

不要挑有点发绿的，那是没有完全成熟的表现；对于果皮有少许皱褶的芒果，不要觉得不新鲜而不挑选，恰恰相反，这样的芒果才更甜。虽然放置了一段时间，但其多余水分得到蒸发，糖分留在果肉中，所以这个时候的芒果最甜且口感最润滑。

热带水果的特性是大部分比较怕冷，不适宜放在冰箱中冷藏。果皮发生凹陷，出现一些黑褐色的斑点，就说明水果被冻伤了。冻伤的水果不仅营养成分遭到破坏，还很容易变质。再过几天，果肉的颜色就会变成褐色，并开始腐烂。

日常生活中，热带水果最好放在避光、阴凉的地方贮藏，如果一定要放入冰箱，应置于温度较高的蔬果槽中，保存的时间最好不要超过两天。有些买回来时还未成熟的热带水果，比如颜色发青的芒果、香蕉等，耐寒性更差，因此最好别放入冰箱中。否则，它们不仅不能正常成熟，还会腐烂而无法食用。热带水果从冰箱取出后，在正常温度下会加速变质，所以要尽早食用。

成熟的芒果不耐保存，尤其不宜放在冰箱中冷藏，冷藏容易发生皱皮脱水现象。所以每次买芒果不宜过量，如果不能一次吃完，最好在购买时挑选一些稍青的芒果，让它在 20℃～25℃ 的条件下自然成熟。

如果想让芒果熟得慢点，不要将芒果放在箱子里面，敞放即可。但如果敞放长时间不能成熟的话，果子会失水变皱，质量变差，甚至坏掉。

如果要熟得快点，将芒果放在箱子里面，密封箱子，过几天就可以成熟了。如果你还想让芒果成熟快点，可以把成熟的香蕉等水果放在芒果箱里面，因为成熟的水果天然含有乙烯利，可以使水果成熟。当然也可以去买人工合成的乙烯利催熟芒果。其间，要经常检查箱子里面的芒果是否有成熟的，是否成熟可以用手捏是否变软为准，有成熟的芒果要及时拿出来食用。

六、食用方法

平时我们吃芒果，最常用的就是将芒果切成小块但仍保留在果皮上，非常方便食用。我们先选择质量好的芒果，清洗干净，然后竖着贴着果核用刀从上往下切开。切开后可以用勺子直接吃，也可以在切开的芒果上划上几刀，就成为贴在果皮上的小块。还可以切下小块放在盘子里，用牙签扎着吃，招待亲朋也会更加方便。

芒果还可以做成水果拼盘。将草莓、猕猴桃、苹果、雪梨和芒果切成小块，然后撒一点点盐，再撒上沙拉酱，就可以食用了。

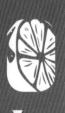

吃出营养 吃出健康——果品的科学吃味

1.香芒鸡柳

原料:大芒果 2 个,鸡腿一个半,胡萝卜 2 根,鸡精、酱油、香油、胡椒粉各适量。

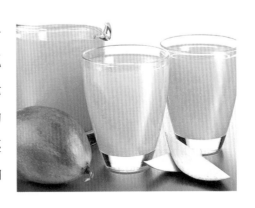

方法:

(1)将芒果切成两半,果肉挖出切成小丁,果皮待用。

(2)将胡萝卜切成小丁。

(3)把鸡腿去骨取净肉,切成中等大小的鸡丁。

(4)取一个大碗,把切好的鸡丁放入鸡精、酱油、香油、胡椒粉腌 5 分钟。

(5)在锅内放油烧热,放入鸡丁、胡萝卜丁爆炒 5 分钟。

(6)将成菜分别装入芒果皮、芒果肉上桌即可。

2.芒果汁

芒果汁是用芒果制作的一道甜品。芒果汁有很好的抗氧化功能,所以能够起到延缓衰老的好处。芒果汁能提高我们的免疫能力,保护我们的身体,还能清洁我们的肝脏、肾脏和血液。

材料:芒果 2~3 个去核。若喜欢还可以添加柠檬汁、蜜糖或者冰块,口感更好。

做法:芒果去皮去核后切成小块,和柠檬汁、蜂蜜及冰块一起放入果汁机打成汁即可。

第十九章 猕猴桃

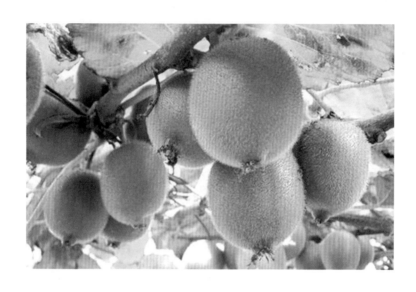

　　猕猴桃的大小和一个鸡蛋差不多（约 6 厘米高、圆周约 4.5~5.5 厘米），一般是椭圆形的，早期外观呈绿褐色，成熟后呈红褐色，表皮覆盖浓密绒毛且不可食用，果内是呈亮绿色的果肉和一排黑色或者红色的种子。因猕猴喜食，故名猕猴桃；亦有说法是因为果皮覆毛，貌似猕猴而得名，是一种品质鲜嫩、营养丰富、风味鲜美的水果。

　　猕猴桃的质地柔软，口感酸甜，味道被描述为草莓、香蕉、菠萝三者的混合。猕猴桃除含有猕猴桃碱、蛋白水解酶、单宁果胶和糖类等有机物以及钙、钾、硒、锌、锗等微量元素和人体所需 17 种氨基酸外，还含有丰富的维生素 C、葡萄酸、果糖、柠檬酸、苹果酸、脂肪等。

一、分类

原产于中国的猕猴桃共有 59 个品种,其中在生产上有较大栽培价值的有贵长猕猴桃、黄金果猕猴桃、和平 1 号猕猴桃、米良 1 号猕猴桃、龙藏红猕猴桃等品种。

1.贵长猕猴桃

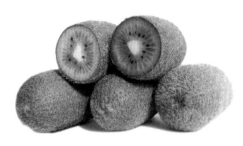

贵长猕猴桃生长于历史悠久、人文荟萃的贵州修文县,位于黔中之境,这里因明代圣贤王阳明先生悟道而得以闻名天下,被世人誉为"王学圣地"。属中亚热带气候,气候温和,雨量充沛,冬无严寒,夏无酷暑,境内海拔高度 1200~1400 米,优越的气候环境有利于贵长猕猴桃的种植和发展。

贵长猕猴桃是利用本地野生猕猴桃嫁接培育而成,平均单果重 70~100 克,果体长圆柱形,果肉呈翠绿色,具有果肉细嫩、肉质多浆、果汁丰富、清甜爽口、酸甜适中的独特品质。贵长猕猴桃在全国同类产品中以品质上乘被誉为"王中王"。

2.黄金果猕猴桃

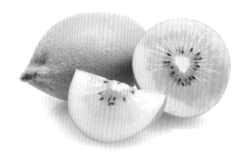

黄金果是猕猴桃的品种之一,原产地新西兰,因成熟后果肉为黄色而得名。黄金果为二倍体,果实为长卵圆形,果实中等大小,单果重 80~140 克。软熟果肉黄色至金黄色,味甜,肉质细嫩,风味浓郁、芳香,可溶性固形物含量 15%~19%,干物质含量

17%～20%，果实硬度1.2～1.4千克/厘米。

　　黄金果猕猴桃果实贮藏性中等，冷藏（0±0.5）℃条件下可贮藏12～16周。在20℃时，果实货架寿命约3～10天。最佳的贮藏温度应在（1.5±0.5）℃。

3.和平1号猕猴桃

　　和平1号株萌芽期为3月中旬或下旬，花期为4月下旬到5月初，果实成熟期为10月上中旬，果实在枝条上可留到12月份。落叶期12月中旬，生育期250天左右。和平1号丰产性一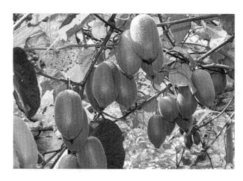般，6年生株产量24千克，平均单果重80克以上，果实圆柱形，果皮棕褐色，茸毛长而密。果肉绿色，有香味，含可溶性固形14%～16%，总糖7.88%，维生素C为每100克果肉77.1毫克。常温下果实贮藏期10～25天，比中华猕猴桃长13～18天。

4.米良1号猕猴桃

　　米良1号猕猴桃萌发期为3月中旬或下旬，花期为4月下旬，有少量双子房和三子房连体花。果实成熟期为9月中下旬，果实长圆柱形，果皮棕褐色，平均单果重87克，最大单果重135克。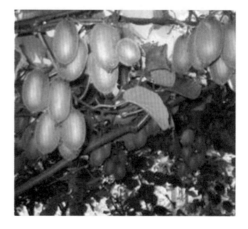

　　米良1号猕猴桃果肉呈黄绿色，汁多，有香味，酸甜可口。含可溶性固形物15%，总糖7.35%，总酸1.25%，维生素C含

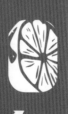

量 77.1 毫克/100 克果肉。常温下果实可贮藏7~14天。该品种丰产,抗旱性较强。

5.龙藏红猕猴桃

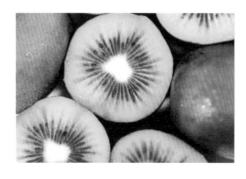

龙藏红猕猴桃是湖南省隆回县小沙江镇猕猴桃种植基地从野生资源中选育出的猕猴桃新品种,属中华猕猴桃中的红肉猕猴桃变种,是一个综合性状优良的特早熟红心品种,经多代鉴定及省农科院的多点试种,其子代遗传性状稳定,抗逆性强,果实较大,风味浓甜可口,较耐贮藏,丰产稳产,鲜食加工两用价值高,在国内属独具一格的特色品种。

龙藏红猕猴桃果实圆柱形,平均单果重 70~80 克,最大单果重 125 克,果皮褐绿色,果面光滑无毛。果实近中央部分中轴周围呈艳丽的红色,果实横切面呈放射状彩色图案,极为美观诱人。果肉细嫩,汁多,风味浓甜可口,可溶性固形物含量 16.5%~23%,含酸量为 1.47%。香气浓郁,品质上等。果实贮藏性一般,常温(25℃)下贮藏 10~14 天即开始软熟,在冷藏条件下可贮藏 3 个月左右。

龙藏红猕猴桃树势强健,新梢生长量大,每果枝座果 3~8 个,平均座果 6 个,第三年平均株产 20~25 千克左右,盛产期亩产可达 2000~3000 千克,丰产、稳产性强。

二、营养价值

世界上消费量最大的前 26 种水果中,猕猴桃最为丰富全面。猕猴桃果实中的维生素 C、镁及微量元素含量最高。在前三位低钠高钾水果中,猕猴桃由于较香蕉及柑桔含有更多的钾而位居榜首。同时,猕猴桃中的维生素E及维生素K含量被定为优良,脂肪含量低且无胆固醇。据分析,猕猴桃果实的维生素含量每100克鲜果中一般为100~200毫克,高的达400毫克,约为柑桔的5~10倍;含糖类8%~14%,酸类1.4%~2.0%,还含酪氨酸等氨基酸12种。

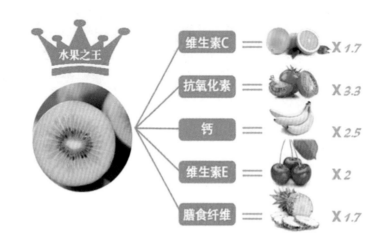

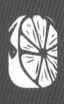

与其他水果不同的是猕猴桃含有宽广的营养成分,大多数水果富含1~2种营养成分,但是每个猕猴桃可提供8%叶酸、8%铜、8%泛酸、6%钙、4%铁和维生素B6、2%磷以及其他维生素和矿物质。猕猴桃除含有猕猴桃碱、蛋白水解酶、单宁果胶和糖类等有机物,以及钙、钾、硒、锌、锗等微量元素和人体所需17种氨基酸外,还含有丰富的维生素、葡萄酸、果糖、柠檬酸、苹果酸、脂肪等物质。

一颗猕猴桃能提供一个人一日维生素C需求量的两倍多,被誉为"水果之王"。猕猴桃还含有良好的可溶性膳食纤维,作为水果最引人注目的地方当属其所含的具有出众抗氧化性能的植物性化学物质超氧化物歧化酶。据美国农业部研究报告称,猕猴桃的综合抗氧化指数在水果中名列居前,仅次于刺梨、蓝莓等小众水果,远强于苹果、梨、西瓜、柑橘等日常水果。与甜橙和柠檬相比，猕猴桃所含的维生素 C 成分是前两种水果的 2 倍，因此常被用来预防抗坏血病。不仅如此，猕猴桃还能稳定情绪、降胆固醇、帮助消化、预防便秘，还有止渴利尿和保护心脏的作用。

三、保健功效

猕猴桃含有丰富的矿物质，包括丰富的钙、磷、铁等元素，还含有胡萝卜素和多种维生素，对保持人体健康具有重要的作用。

猕猴桃可以作为一种饮料来治疗坏血病。它含有的维生素 C 有助于降低血液中的胆固醇水平，起到扩张血管和降低血压的作用。猕猴桃具有抗糖尿病的潜力，它含有铬，有治疗糖尿病的药用价值。它刺激孤立组细胞分泌胰岛素，因此，可以降低糖尿病患者的血糖。其粉末与苦瓜粉混合，可以调节血糖水平。经常摄入甜、酸、辣和油腻的食品会给身体造成酸性。无论身体出现什么与酸性有关的问题，如胃灼热或胃酸倒流，都可以把猕猴桃作为一种很好的解酸剂。它还可以治疗腹泻和痢疾。

由于猕猴桃含有丰富的营养物质，因此可以提高总蛋白质水平。在餐后喝一杯猕猴桃粉制成的饮料，可以解决胃虚弱问题。猕猴桃可以有效治疗呼吸问题，还可以改善视力。它与蜂蜜结合食用可以有效提高视力。

猕猴桃的功效还包括提升免疫功能，治疗肝脏疾病、消化不良、贫血、泌尿系统问题、呼吸系统疾病、脑疾病等。猕猴桃富含多种维生素，能补充孕妇和胎儿对维生素的需求，特别是维生素 C、维生素 E 等。

猕猴桃还含有大量的叶酸，在怀孕早期，孕妇是需要补充叶酸的，这时孕妇可以通过吃猕猴桃来补充叶酸。猕猴桃中含有的物质，能起到防治高血压、高血糖等疾病的效果，对一些容易出现妊娠高血压、妊娠高血糖的孕妇，在孕后期可以适当多补充些。很多孕妇在怀孕后，经常失眠多梦，这时可吃点猕猴桃，不仅能补充体内的钙质，还能促进睡眠，改善睡眠质量。猕猴桃能缓解便秘症状，很多孕妇在孕后期，由于运动少，加之胎儿对肠胃的压迫，所以容易出现便秘症状，吃些猕猴桃能促进肠道蠕动，缓解便秘状况。

猕猴桃中的维生素 C、维生素 E 等能减少皮肤皱纹的出现，能帮助淡化色斑，起到美容功效。

此外，猕猴桃还有很强大的医用功效：

（1）预防癌症。已经证明猕猴桃中含有一种抗突变成分谷胱甘肽，有利于抑制诱发癌症基因的突变。

（2）增白、淡斑、除暗疮、排毒抗衰老。平均每 500 克红心猕猴桃的维生素 C 含量高达 168.9 毫克，号称水果之王。维生素 C 和维生素 E 有美白肌肤、抗氧化、有效增白、消除雀斑和暗疮及增强皮肤的抗衰老能力。

（3）减肥健美。猕猴桃果实含糖量低，是营养最丰富全面的水果之一。

（4）治口腔溃疡。猕猴桃果肉中含有丰富的维生素 C 和维生素 B 等微量元素，对预防口腔溃疡有天然的药效作用。

（5）防治、预防大便秘结，防治结肠癌及动脉硬化。红心猕猴桃含有较多的膳食纤维和寡糖、蛋白质分解酵素，可快速清除体内堆积的有害代谢产物，可防治、预防大便秘结，防治结肠癌及动脉硬化。

（6）预防抑郁症。猕猴桃果实含有肌醇，肌醇是细胞内第二信使系统的一种前体，可有效预防抑郁症。

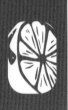

（7）预防眼病（白内障）。愈来愈多的成年人患有白内障,猕猴桃富含植物化学成分叶黄素,叶黄素可在人的视网膜上堆积,可预防眼病。

（8）增强免疫功能。猕猴桃被认为是一种免疫辅助剂,主要是由于其中含有大量的维生素 C 和抗氧化物质。

（9）消除紧张疲劳。猕猴桃中含有相当高的 5-羟色胺（血管收缩剂）,5-羟色胺对人体有镇静作用。

（10）保持人体健康。猕猴桃含有大量的矿物质,特别是高温天气下补充人体因体育锻炼造成的电解质损失特别重要。

（11）最新的医学研究表明,成人忧郁症有生理学基础,它跟一种大脑神经递质缺乏有关。猕猴桃中含有的血清促进素具有稳定情绪、镇静心情的作用,另外它所含的天然肌醇有助于脑部活动,因此能帮助忧郁之人走出情绪低谷。

四、食用宜忌

英国一次科学调查研究显示,儿童食用猕猴桃过多会引起严重的过敏反应,甚至导致虚脱。这项研究显示,5 岁以下的儿童最容易产生猕猴桃过敏反应。在 300 名接受调查者中有 80 名儿童,其中 2/3 的儿童在第一次吃猕猴桃的时候会有不良反应。其中有两个 4 个月大的婴儿和 1 个 1 岁大的小宝宝反应过于强烈,不得不入院治疗。儿童对猕猴桃的不良反应包括口喉瘙痒、舌头膨胀。接受调查者中有 41 人,其中 40% 低于 5 岁的儿童在食用猕猴桃后产生了呼吸困难和虚脱的严重症状。但没有因食用猕猴桃导致的死亡病例报告。

食用猕猴桃应注意以下食物不应与猕猴桃同食:

（1）猕猴桃和黄瓜

破坏维生素 C。黄瓜中含有维生素 C 分解酶,这种酶可以破坏食物中的维生素 C。为避免猕猴桃中的维生素 C 遭到破坏,尽量不要同时食用这两种食物。

（2）猕猴桃和动物肝脏

降低营养价值。猕猴桃内富含维生素 C,动物的肝脏中富含铜、铁等离子,这些离子可使食物中的维生素 C 氧化,从而降低应有的营养价值。

（3）猕猴桃和牛奶

影响消化吸收。因为维生素 C 易与奶制品中的蛋白质凝结成块,不但影响消化吸收,还会使人出现腹胀、腹痛、腹泻,所以食用富含维生素 C 的猕猴桃后,一定不要马上喝牛奶或吃其他乳制品。

（4）猕猴桃和虾

猕猴桃和虾一起吃会造成中毒。

（5）猕猴桃和螃蟹

易致中毒。蟹含有五价砷的化合物,本来对人体无害,但若和含有丰富维生素 C 的猕猴桃一起食用,则五价砷与维生素 C 相遇,使五价砷转化为三价砷,即含剧毒的砒霜。若长期一起食用,随着毒物的积累,可致痉挛、反胃等中毒症状。

（6）猕猴桃和白萝卜

诱发甲状腺肿大。猕猴桃不能和白萝卜一起吃,一起食用可引发甲状腺肿大。

（7）猕猴桃和胡萝卜

降低营养价值。猕猴桃含有丰富的维生素 C,胡萝卜含有一种可以破坏维生素 C 的维生素 C 酵解酶物质。若二者同时食用,会降低各自原有的营养价值。

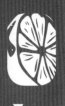

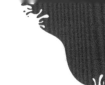

五、选购与贮藏

选购猕猴桃一定要选头尖尖的,像小鸡嘴巴的,而不要选扁扁的像鸭子嘴巴的那种。鸭嘴巴的那种是用了激素的,鸡嘴巴是没用过激素或少用激素的。真正熟的弥猴桃整个果实都是超软的,挑选时买颜色略深的那种,就是接近土黄色的外皮,这是日照充足的象征,也更甜。

具体挑选方法可归纳如下:

(1)看硬度

细致地把果实全身轻摸一遍,选质地较软的果实。凡是较硬的或局部有软点的果实,都尽量不要。如果选了,回家后要马上食用。

(2)看外表

体型饱满、无伤无病的果较好,靠近一端的部位透出隐约绿色者最好。表皮毛刺的多少,因品种而异。

(3)看大小

小型果在口味上和营养上并不逊色于大型果,所以不必一味追求大果,异常大的果实更不要选择。

(4)看颜色

浓绿色果肉、味酸甜的猕猴桃品质最好,维生素含量最高。果肉颜色浅些的略逊。

猕猴桃主要采用的是低温保存,在1℃~5℃下保存时间可达3~6个月,所以在夏天可以将猕猴桃装到保鲜袋里放到温度合适的冰箱保鲜层里保存,以免炎热的气温导致猕猴桃过快熟烂。放冰箱后最好还是在1~2个月左右吃完,毕竟无论是什么水果放久了新鲜度都会减少。贮藏时还可以用带孔的保鲜袋来保存,放到阴凉处即可。如果贮藏的猕猴桃数量较多的话可以用小盒子或纸箱子来装,注意轻拿轻放,避免压破了导致汁液流出来把其他完好的猕猴桃也给浸湿然后腐坏。

猕猴桃一定要等完全成熟以后再吃,否则,不仅味道酸涩,而且还含有一种不利于人体健康的物质。假如要吃的猕猴桃还未成熟,可以将一些已经成熟的水果如香蕉、苹果、西红柿等,与猕猴桃放在一起进行催熟。这些成熟的水果中会释放一种天然的催熟气体,从而促使它变软变甜。或者将尚未软熟的猕猴桃用塑料袋密封,在常温下放置5天左右,一般就能自然熟化。

六、食用方法

猕猴桃可以生食或者熟食,也可以制作成果干、果酱、果冻、果汁等供人们食用。

生食猕猴桃主要注意猕猴桃的清洗方法和去皮方法两方面内容:

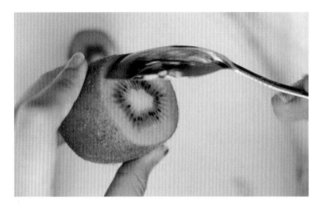

（1）清洗方法

猕猴桃之所以清洗起来比较困难,主要是因为其外表粗糙,而且皮很薄,一洗就破。因此,很多人为了图省事,简单地用水冲冲就吃。其实,猕猴桃属于草本植物,植株比较低矮,果实细嫩多汁,这些都导致它容易受病虫害和微生物的侵袭。因此,种植猕猴桃的过程中,要经常使用农药。这些农药、肥料以及病菌等很容易附着在猕猴桃粗糙的表面上,如果清洗不干净,很可能引发

腹泻,甚至农药中毒。

要把猕猴桃洗干净,最好用自来水不断冲洗,流动的水可避免农药渗入果实中。洗干净的猕猴桃也不要马上吃,最好再用残洁清浸泡5分钟。残洁清可以杀灭猕猴桃表面残留的有害微生物。残洁清水呈碱性,可促进呈酸性的农药降解。洗猕猴桃时,千万注意不要把猕猴桃蒂摘掉,去蒂的猕猴桃若放在水中浸泡,残留的农药会随水进入果实内部,造成更严重的污染。另外,也不要用洗涤灵等清洁剂浸泡猕猴桃,这些物质很难清洗干净,容易残留在果实中,造成二次污染。

(2)去皮方法

首先选择比较结实的猕猴桃,把猕猴桃洗干净并且擦干,然后用水果刀将猕猴桃头尾切掉,去头去尾时需注意,不要切掉太多,造成浪费,就得不偿失了。将水果刀沿猕猴桃的边缘部分插入,并沿着表皮旋转一圈。注意要紧贴表皮,不然就会去掉太多肉的。同时也注意如果是硬的猕猴桃就一下一下地插进去分离果皮,如果是软的猕猴桃插进去转一圈就可以了。用汤匙慢慢用力,将松动的果肉整个推出去。

1.猕猴桃干

如果家里有很多的猕猴桃,已经存在了储存困难的问题,而且有一些猕猴桃无法保证长时间储藏而不腐烂浪费,就可以将其干制,这样可以有效地提高储藏期,避免浪费。

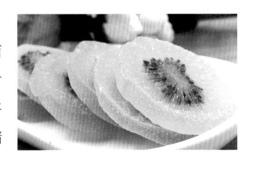

家庭制作猕猴桃干的具体步骤如下:

(1)挑选完整的、成熟的猕猴桃果实,保证果实无病虫,无破损。

(2)用清水将其冲洗干净。

（3）切成6毫米左右厚度的片，平铺在铺了烤盘纸的烤盘上。

（4）送入烤箱，打开热风循环，110℃下烘烤1小时，取出翻面，之后再放入烤箱以相同温度继续烘烤一小时。如果是在炎热的夏天，挺适合太阳底下高温晒制的，连续晒两天就可以了。晒的时候上面最好盖上一层纱布，防止飞虫叮咬。

（5）待恢复室温，或不烫手的温度时即可食用。

2.猕猴桃果酱

猕猴桃果酱的家庭制法方法如下：

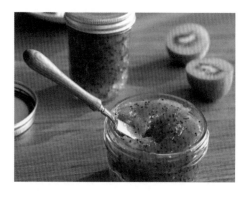

（1）第一天：猕猴桃削去外皮，将中心白色的果心切除，果肉对切后再切丁，放入锅中，加入糖，挤入柠檬汁，冷藏腌渍一晚。

（2）第二天：将锅放到火炉上以大火煮开，再以小火持续烹煮，捞去表面的浮物与气泡，煮时要不时搅拌，以免粘住锅底。

（3）当果酱已有黏稠度，持续烹煮5分钟，直到果酱开始有浓稠感出现，达到果酱煮糖凝固的终点温度103℃，视果酱状态已浓稠，关火，趁热装入果酱罐并倒扣。

注：猕猴桃果酱制作前先试吃猕猴桃的酸甜度，切果肉时请取出果肉已遭碰撞的部分。选购的猕猴桃表面绒毛整齐密布者为佳，应完整无伤，外皮自然散发光泽且无斑点，果实用手掌握时稍具弹性，果实饱满。

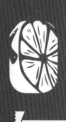

第二十章　无花果

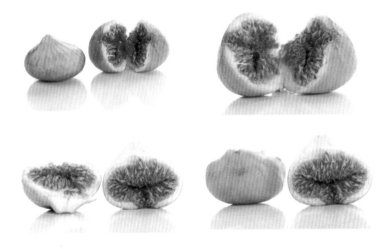

　　无花果，由于树叶厚大浓绿，所开的花却很小，经常被枝叶掩盖，常常是果子露出时，花已脱落，所以叫它不花而实的无花果。无花果是一种开花植物，隶属于桑科榕属，主要生长于一些热带和温带的地方，属亚热带落叶小乔木。无花果目前已知有八百个品种，绝大部分都是常绿品种，只有长于温带地方的才是落叶品种。维吾尔语称无花果为"安居尔"，意为"树上结的糖包子"。无花果是一种稀有水果，国内江苏、四川等地有种植，但在新疆阿图什地区栽培品质最优。无花果是无公害绿色食品，被誉为"21 世纪人类健康的守护神"。

　　无花果大部分品种分夏秋两季结果，果实在 6～11 月陆续成熟。

鲜果销售时间长,销售压力小,而且还大大延长了加工时间,特别有利于提高工厂设备利用率。无花果树寿命长,一般经济寿命为 30~50 年。果实呈球根状,尾部有一小孔,花粉由黄蜂传播。无花果除鲜食、药用外,还可加工制干,制果脯、果酱、果汁、果茶、果酒、饮料、罐头等。

一、分类

无花果已知有几百个品种,绝大部分都是常绿品种,只有长于温带的才是落叶品种。现在我国主要种植的有以下一些品种:

1.布兰瑞克

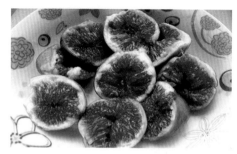

布兰瑞克为法国原产的夏秋果兼用种。夏果 7 月中下旬成熟,果数少,多集中在基部 1~5 叶腋中,长卵形,颈小,果梗短,果实大,平均单果重 80 克,最大果重达 150 克,果面淡黄色,光滑而纵浅条不明显,收果量为秋果的 1/10,成熟果易出现细裂纹。秋果从 8 月中旬至 10 月中旬陆续采收,延续到下霜为止。果形不正,为稍偏一方的长卵形果。单果平均重 30~60 克,最大可达 100 克。果皮黄褐,果肉红褐色,味甘,可溶性固形物 18%,有芳香味,品质优良。果实基部与顶部成熟度不一致,作为鲜食品种有缺点,是制果干的主要品种,加工制果酱、制蜜饯、做罐头都适宜,制成的果脯品质优良。该品种结果性、丰产性好,产量比较稳定,成熟期遇雨则果顶容易开裂、腐烂。

2.蓬莱柿

此种为秋果专用种,夏果极少。秋果为倒圆锥形或卵圆形,果顶圆而稍平且易开裂,单果重 60~70 克,果皮厚,紫红色;果肉鲜红色,含

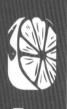

可溶性固形物16%,较甜,但肉质粗,无香气。该品种树势极强,树姿直立,树冠高大,生长旺盛。枝稀,枝长而粗壮,丰产性好,耐寒性好。

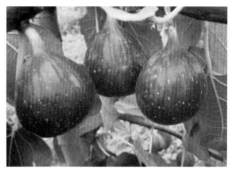

3.黄果一号

黄果一号是由大黄无花果优良单株中选出,夏秋果兼用种。夏果6月下旬成熟,果数中等,长卵形,颈小,果梗短,果实大,一般120克左右,最重达200

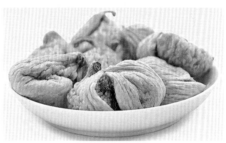

克以上,果面黄色。秋果从8月上旬至10月陆续采收,延续到下霜为止。果形为稍偏一方的长卵形果。单果重约50~80克,最大可达125克。果皮黄色,果肉红褐色,味甘甜,品质优良。果实基部和顶部成熟度不一致,可作生食和加工兼用,结果性和丰产性好,品质极优。

4.绿果一号

绿果一号的树冠呈自然圆头形,树势旺,树姿半开张。本品种为

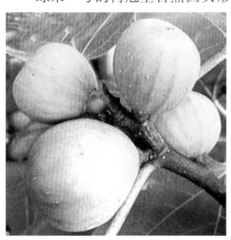

夏秋果兼用,以秋果为主。秋果倒圆锯形,部分果端面呈钝三棱形。平均秋果重70克左右,最大可达170克以上,色泽浅绿,无果顶,果柄粗,果目大,果面平滑,不开裂,近果处有裂纹,果目鳞片呈三角形,果点大,白色,中等密度,凸出果面,果肋明显,果

实中空,果肉紫红色,可溶性固形物达 17%。味甜,稍酸,酸甜适中,品质极上。

5.麦司衣陶芬

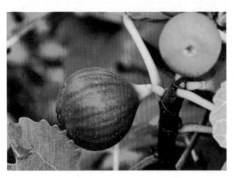

麦司衣陶芬夏秋果兼用,产于日本。夏果 7 月上中旬开始采收,果较大,一般长卵圆形,大果为短卵圆形,颈部和果梗都较短。一般重 70~100 克,大单果重 200 克,果皮绿紫色,品质良好。秋果 8 月下旬开始成熟,到 10 月下旬为止,秋果倒圆锥形,中大,果颈短,果实纵线明显,果目开张,鳞片赤褐色。果皮薄而韧,裂果少。果皮紫褐色,果肉桃红色,肉质粗,甜味及香气少,品质中等。丰产性好,亩产 2000 斤左右,采收期长,耐运输,生食为主,也可以加工。

无花果也有按照果皮颜色来分的,有紫色、黄色、绿色等,相对来说紫色、黄色色感好,但是口感还是绿色最佳,也是目前最受欢迎的。营养价值没太大差别,优选绿色。

二、营养价值

无花果果实富含糖、蛋白质、氨基酸、维生素和矿物质元素。成熟无花果的可溶性固形物含量高达 24%,大多数品种含糖量在 15%～22%之间。果实中含有 18 种氨基酸,其中有 8 种是人体必需氨基酸,且尤以天门冬氨酸(1.9%干重)含量最高,对抗白血病和恢复体力、消除疲劳有很好的作用。

无花果干物质含量很高,鲜果为 14%～20%,干果达 70%以上。其中,可被人体直接吸收利用的葡萄糖含量占 34.3%(干重),果糖占

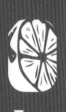

31.2%（干重），而蔗糖仅占 7.82%（干重）。所以热卡较低，在日本被称为低热量食品。国内医学研究证明，无花果是一种减肥保健食品。无花果含有多糖，占 6.49%（干重），主要为阿拉伯糖和半乳糖，对抗衰老有一定作用。

无花果含有多种维生素，特别是含有较多的胡萝卜素，鲜果为 30 毫克/100 克，干果为 70 毫克/100 克，居于桃、葡萄、梅、梨、柑桔、甜柿以上。

三、保健功效

无花果含有苹果酸、柠檬酸、脂肪酶、蛋白酶、水解酶等，能帮助人体对食物的消化，促进食欲，又因其含有多种脂类，故具有润肠通便的效果。

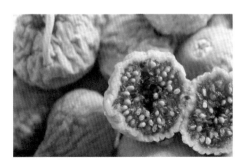

无花果所含的脂肪酶、水解酶等有降低血脂和分解血脂的功能，可减少脂肪在血管内的沉积，进而起到降血压、预防冠心病的作用。

无花果有抗炎消肿之功，可利咽消肿。

未成熟果实的乳浆中含有补骨脂素、佛手柑内酯等活性成分，其成熟果实的果汁中可提取一种芳香物质苯甲醛，二者都具有防癌抗癌、增强机体抗病能力的作用，可以预防多种癌症的发生，可延缓移植性腺癌、淋巴肉瘤的发展，促使其退化，并对正常细胞不会产生毒害。

孕妇宜常吃适量的无花果。因为无花果不仅有丰富的营养成分，还能够治疗痔疮及通乳。中国医学在长期的临床实践中总结无花果的性质平和,味甘,能够健胃、清肠、消肿解毒,可以用来治疗肠炎、痢疾、便秘、痔疮、喉痛等病症。

四、食用宜忌

适宜人群:

无花果可食率高,鲜果可食用部分达97%,干果和蜜饯类达100%,且含酸量低,无硬大的种子,因此一般人群均可食用,尤适老人和儿童食用。消化不良者、食欲不振者、高血脂患者、高血压患者、冠心病患者、动脉硬化患者、癌症患者、便秘者适宜食用。

不适宜人群:

无花果虽好,但是仍有一些不适人群,据了解,脂肪肝患者、脑血管意外患者、腹泻者、正常血钾性周期性麻痹、寒性胃痛等患者是不适宜食用无花果的。未成熟的生无花果不能吃,吃了嘴唇会很难受。

五、选购与贮藏

无花果吃起来味道甘甜,营养液非常丰富,具有食用和药用的双重价值。无花果早在我国唐代就已广泛栽培,并成为秋季味道鲜美的果品之一,为人们所喜爱。那么,如何选购无花果呢?

(1)看外表

无花果的外表以丰满的、无瑕疵的为好,个头要尽量大一些。

(2)闻味

如果无花果发出一股酸酸的气味,一般代表无花果已经坏了,不宜购买。

(3)触摸

用手摸无花果,要选择柔软但不是糊状的为好。

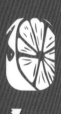

吃出营养 吃出健康——果品的科学吃法

（4）根据节气

无花果分夏季、秋季两种,一般夏季的无花果个头大,质量也比较好,而秋季的个头相对比较小,质量稍差。

（5）看裂纹

无花果的含糖量特别高,容易招来一些喜欢甜食的昆虫。所以在选购无花果的时候,不要买前面裂嘴特别大的,而应该挑选那些果实上裂纹多一点,前面的口开得小一点的。

新鲜的无花果适宜在 4℃~6℃、相对湿度为 75% 的条件下保存,可以储存 8~10 天。在 10℃、相对湿度为 85% 的条件下,最多可以储存 21 天。最佳储存温度在 0℃~2℃,保持较好的品质可以储存 30 天。如果冷冻,可以保持数月之久,但会像其他的水果一样,细胞壁会被破坏,解冻后,果质就会浆化。

六、食用方法

1.直接洗净食用

这种方法最简单最科学也最适用。将刚采摘下的无花果用清水清洗干净,把绿色的果皮剥掉,直接食用果皮里面的红色果肉即可,果肉甘甜如蜜,清新爽口,是水果中的佳品。

2.无花果糖水

将新鲜的无花果洗净剥皮,放入盆中捣碎,然后加入适量冰糖,放入锅中加热炖煮,凉透后饮用。无花果糖水色泽艳丽,具有美容养颜的效果。

3.无花果百合汤

无花果营养丰富全面,含有多种氨基酸、蛋白酶,具有很好的食疗功效。不仅可以防癌、抗癌,还能起到减少脂肪、美容驻颜、降低血压、

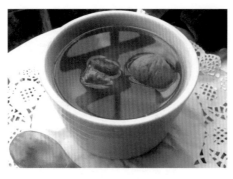

促进食欲的良好效果。百合有润肺止咳、养阴消热、清心安神的功效。用这两种材料，再加上抗氧化的苹果跟蟠桃，煲出的汤，味道甘中带甜，而且甜得既天然又温和。立秋时节，喝上一碗这样的汤，可以收到很好的美容养颜、止咳润肺的功效。

4.无花果干

市面上能买到的无花果干是淡黄色的，用来作煲汤料有清热解毒、化痰去湿的功效。把新鲜无花果加工成干制品，要依据其结构特点和化学成分特点来考虑。采收时充分成熟的无花

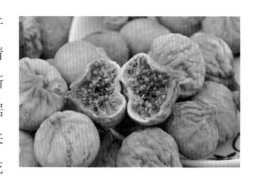

果呈黄色，果肉柔软，内部多籽呈小粒状，果肉含多酚类物质，加工过程易生成褐色。为了取得色泽浅黄无褐变的成品，其加工工艺如下：

（1）原料及成熟度：采用个大、肉厚、刚熟而不过熟的无花果。这样制得的成品质量较好而得率也较高。

（2）预处理（脱皮）：用碱液脱皮，配制4%的氢氧化钠溶液加热到90℃，用不锈钢锅（避免用铁、铝锅）把无花果没入其中并在90℃下保持1分钟，捞起后在水槽中用大量清水浸泡并使其不断搓揉滚动，并加入稀酸中和。操作过程中要带上手套，避免碱液对皮肤的腐蚀。脱了皮的无花果沥干水待用。

（3）护色：脱皮后的无花果用0.1%亚硫酸氢钠浸果6~8小时。

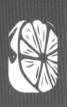

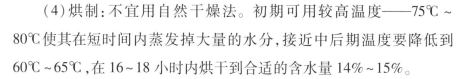

（4）烘制：不宜用自然干燥法。初期可用较高温度——75℃～80℃使其在短时间内蒸发掉大量的水分，接近中后期温度要降低到60℃～65℃，在16～18小时内烘干到合适的含水量14%～15%。

（5）回软：在室温下放置1～2天，并加以覆盖。

（6）包装：采用塑料袋密封包装。

第二十一章　草莓

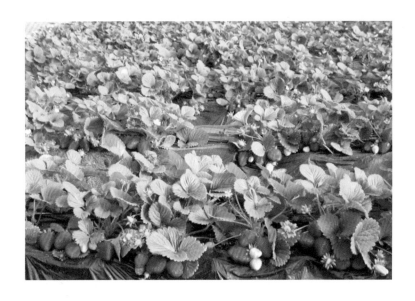

草莓为多年生草本,高 10~40 厘米。花期 4~5 月,果期 6~7 月。草莓喜温凉气候,草莓根系生长温度 5℃~30℃,适温 15℃~22℃,茎叶生长适温为 20℃~30℃,芽在-15℃~10℃发生冻害,花芽分化期温度须保持 5℃~15℃,开花结果期 4℃~40℃。草莓越夏时,气温高于 30℃并且日照强时,需采取遮荫措施。草莓为喜光植物,但又有较强的耐荫性。光强时植株矮壮、果小、色深、品质好;中等光照时果大、色淡、含糖低,采收期较长;光照过弱不利草莓生长。

草莓原产于南美,中国各地均有栽培,欧洲等地广为栽培。草莓的果实属于聚合果,直径达 3 厘米,鲜红色,宿存萼片直立,紧贴于果实;瘦果尖卵形,光滑。草莓营养价值高,含丰富的维生素 C ,中医认为,草莓性味甘、凉,入脾、胃、肺经,有润肺生津、健脾和胃、利尿消肿、解热祛暑之功效,适用于肺热咳嗽、食欲不振、小便短少、暑热烦渴等症。

一、分类

草莓栽培的品种很多,全世界共有两万多种,但大面积栽培的优良品种只有几十个。中国自己培育的和从国外引进的新品种有 200~300 个。生产上主要的栽培品种简介如下:

1.硕丰

硕丰草莓果实短圆锥形,平均单果重 15~20 克;果面平整,橙红色,有光泽;果肉红色,质细韧,果心无空,风味偏酸,味浓;可溶性固形物 10%~11%,糖/酸比较低,维生素 C 量为 51.9 毫升/100 克。

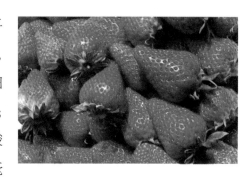

硕丰草莓果实硬度大,极耐贮运,在常温下的塑料小盒中保存 3~4 天不变质。丰产性能好,且小果少,耐高温及抗寒能力均强。休眠深,为晚熟、丰产、多抗的优良草莓品种,适宜在长江中下游露地栽培。

2.明晶

明晶草莓果实大、近圆形、整齐。一级序果平均重 27.2 克,最大果重 43 克。果面红色、平整、光泽好,果实硬度较好,果肉红色、致密。风味酸甜,含可溶性固形物8.3%,品质上等。果实硬度较大,果皮韧性强,耐贮藏运输。植株较直立,分枝较少,叶片椭圆形,呈匙状上卷,叶较厚,具光泽,叶色较深。株高和株径约33厘米。花序低于叶面,两性花,单株平均抽生花序1.8个,每花序平均有9.7朵花。

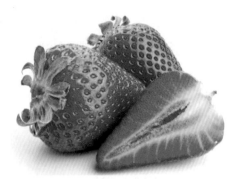

明晶草莓越冬性、抗晚霜性和抗寒性较强,地区适应性广。每亩栽培密度宜1万~1.2万株,为早中熟品种,丰产。适宜在东北和华北露地栽培。

3.明旭

明旭草莓植株生长势强,直立,平均株高30.6厘米,叶大而厚,卵圆形,花序梗较粗,与叶面等高,单株平均有花序1.5个,匍匐茎繁殖能力强。果实近圆形,均匀整齐,果面红色有光泽,着色均匀,果肉粉红色,香味浓,甜酸适口,品质优,可溶性固形物含量9.1%,维生素C含量为64.3毫克/100克。一二级序果平均单果重16.4克,最大果重38克。

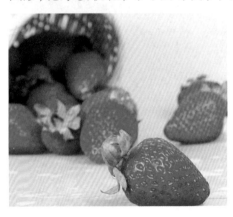

明旭草莓露地栽培,每亩产量1000千克,果实较耐贮运,抗病性强。由于果实基本上是悬空生长,不与地面接触,果实不污染,未见有白粉病、灰霉病等病害。明旭是早熟品种,植株抗寒性强,无冻害。明旭草莓适于辽宁省等北方地区露地栽培,栽培时宜适当密植,每亩栽培1.2万株左右。

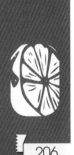

4.春旭

春旭草莓植株生长势中等，较开张，叶面光滑，叶柄细长，每株有花序 2~3 个，匍匐茎抽绳能力强，每株可反之匍匐茎苗百余株。果实长圆锥形，平均单果重 15 克，最大重 36 克，果面平整，

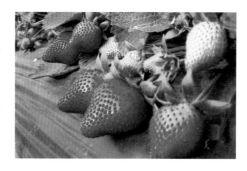

鲜红色，光泽强，种子小，分布细密，略凹于果面，果实柔软，果肉红色。肉质细，汁多，味香甜，品质优，可溶性固形物含量 11.2%，维生素 C 含量为 53.7 毫克/100 克。春旭休眠期短，对低温需求量少（40 小时以内），耐热，耐旱，也耐低温，较抗白粉病。丰产性好，大棚栽培每亩产量在 2000 千克左右。春旭草莓在南京地区 12 月中下旬果实开始成熟，采收期可持续到翌年 5 月末。

5.星都号

星都 1 号草莓植株生长强势，株态较直立；叶椭圆形，果实圆锥形，红色偏深有光泽，种子黄、绿、红色兼有，分布均匀。果实

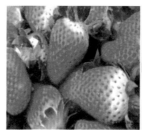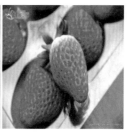

发育期为 25~30 天，一级序果平均果重 25 克，最大果重 42 克，果实外观评价上等，风味酸甜适中，香味浓，肉质评价上等，可溶性固形物含量为 8.85%，每 100 克果肉中含维生素 C 为 54.49 毫克，总糖 4.99%，含酸量 1.42%，糖酸比 3.5：1，果实硬度 0.404 千克/平方厘米。每亩产量 1500~1750 千克。星都 1 号草莓果肉深红色，适合鲜食及加工速冻制汁、制酱。为早熟、大果、优质、果实硬度大，耐贮运品系，适于半

促成栽培。

　　星都 2 号草莓植株生长强势,株态较直立,果实圆锥形,红色略深有光泽;种子黄、绿、红色兼有。果实发育期为 25~30 天,平均果重 27 克,最大果重 59 克。风味酸甜适中,香味较浓,肉质评价中上等,可溶性固形物含量为 8.72%,每 100 克果肉中含维生素 C 为 53.43 毫克,总糖 5.44%,含酸量 1.57%,糖酸比 3.46∶1,果实硬度 0.385 千克/平方厘米。每亩产量 1500~1800 千克,可用于保护地栽培。果肉深红色,适合鲜食和加工。星都 2 号草莓为早熟、大果、丰产、果实硬度高、耐贮运的新品系。

　　6.石莓 1 号

　　石莓 1 号草莓果重平均为 19.8 克,最大果重 31 克。种子深红色,陷入果面深。果实整齐美观、长圆锥形,色鲜红,有光泽,果实硬度大,果肉橘红色,味酸甜,有香味。可溶性固形物含量 10.2%,维生素 C 含量为 98.3

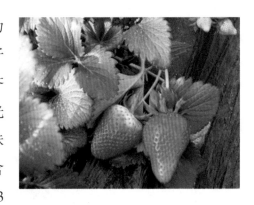

毫克/100 克,糖酸比 5.22∶1。石莓 1 号草莓丰产性能好,畸形果少,抗逆性和耐贮运性均好,抗病性较强,休眠期短,为优良早熟品种。鲜食和加工均适宜,既可露地栽培,也适宜设施大棚栽培。

　　二、营养价值

　　草莓富含氨基酸、果糖、蔗糖、葡萄糖、柠檬酸、苹果酸、果胶、胡萝卜素、维生素 B_1、维生素 B_2、烟酸及矿物质钙、镁、磷、钾、铁等,这些营养素对生长发育有很好的促进作用,对老人、儿童大有裨益。国外学

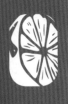

者研究发现,草莓中的有效成分可抑制癌肿的生长。每百克草莓含维生素 C 50~100 毫克,比苹果、葡萄高 10 倍以上。科学研究已证实,维生素 C 能消除细胞间的松弛与紧张状态,使脑细胞结构坚固,皮肤细腻有弹性,对脑和智力发育有重要影响。饭后吃一些草莓,可分解食物脂肪,有利消化。

三、保健功效

1.饭前吃草莓缓解胃口不佳

遇积食腹胀、胃口不佳时,可在饭前吃草莓 60 克,每日 3 次。

齿龈出血,口舌生疮,小便少、色黄时,可将鲜草莓 60 克捣烂,冷开水冲服,每日 3 次。干咳无痰,日久不愈时,可用鲜草莓 6 克与冰糖 30 克一起加水炖服,每日 3 次。遇烦热干咳、咽喉肿痛、声音嘶哑时,可用草莓鲜果洗净榨汁,每天早晚各一杯。

2.草莓对胃肠道和贫血有调理作用

现代医学研究认为,草莓对胃肠道和贫血均有一定的滋补调理作用。草莓除了可以预防坏血病外,对防治动脉硬化、冠心病也有较好的功效。草莓中的维生素及果胶对改善便秘和治疗痔疮、高血压、高脂血症均有一定效果。草莓中含有一种胺类物质,对白血病、再生障碍性贫血等血液病亦有辅助治疗作用。草莓是鞣酸含量丰富的植物,在体内可吸附和阻止致癌化学物质的吸收。

3.鲜草莓有助于醒酒

酒后头昏,可一次食用鲜草莓 100 克,洗净后一次吃完,有助于醒酒。营养不良或病后体弱消瘦者,可将洗净的草莓榨汁,再加入等量米酒拌匀即成草莓酒,早晚各饮 1 杯。

4.美白牙齿

因为草莓中含有的苹果酸作为一种收敛剂,与发酵粉混合时产生氧化作用,可以去除咖啡、红酒和可乐在牙齿表面留下的污渍。

5.有助于心脏健康

据英国《每日邮报》刊登英国一项新研究对此解析道,蓝莓、草莓等红、蓝、紫色浆果和蔬菜中所含的抗氧化剂花青素具有防止和修复细胞受损的作用。英国东英吉利大学研究人员的新研究对此作了进一步说明。该研究对9.3万人进行了长达18年的跟踪调查。参试者被分为5组,年龄为25~42岁,他们每4年报告一次饮食情况及影响心脏健康的其他情况。如是否有高血压、心脏病家族病史,体重是否超标或肥胖,是否有锻炼习惯,是否吸烟、饮酒等。结果发现,每周吃蓝莓或草莓至少3份(一份约半杯)的人比其他参试者心脏病发病率更低。研究负责人爱丁·卡西迪博士表示,红、蓝、紫色水果、蔬菜中的自然抗氧化剂可使年轻人和中年人患心脏病的危险降低32%。

草莓研究者认为,年轻时多吃富含花青素的水果、蔬菜,更有助于降低日后患心脏病的危险。花青素有助于提高好胆固醇(高密度脂蛋白胆固醇)水平,同时还可以减少与心脏病有关的体内炎症。除了蓝莓和草莓,富含花青素的食物还有紫茄子、李子和樱桃等。

四、食用宜忌

一般人群均可食用,风热咳嗽、咽喉肿痛、声音嘶哑者;夏季烦热口干或腹泻如水者;癌症,特别是鼻咽癌、肺癌、扁桃体癌、喉癌患者尤宜食用。

痰湿内盛、肠滑便泻者、尿路结石病人不宜多食。

草莓可以与很多其他食物同食,会产生更好的医用保健功效:草

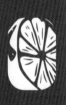

莓与榛子同食有利于预防贫血；与红糖同食可利咽润肺；与牛奶同食有助于维生素 B_{12} 的吸收，养心安神；与酸奶同食有助于消化；与玉米同食可祛斑美肤；与豆腐同食可减肥淡斑等等。

同时，草莓与一些食物同食也会引起身体的不良反应：草莓与红薯同食会引起肠胃不适，与黄瓜同食会破坏维生素 C，与樱桃同食会引起上火，等等。

五、选购与贮藏

我们主要从草莓籽的颜色、切开后是否空心、草莓表面颜色是否均匀、草莓是否有果香、草莓形状是否均匀来评价草莓的质量。草莓籽的颜色和切开后是否空心是最能判断草莓是否优质的评判标准，其余只能起到参考作用。

1.草莓籽的颜色

自然生长成熟的草莓，草莓籽呈现金黄色，然而如果整颗草莓超过80%的籽都是红色的就要小心谨慎有催熟或染色的嫌疑了，籽红的草莓口感明显颇软偏烂。所以在草莓挑选时，尽量挑选草莓籽是金黄的为好。

2.果香浓郁

自然成熟的草莓都会带有一股浓郁的草莓香味，而使用催熟的草莓则无味或带有一股刺鼻味道。

3.大小形状畸形

打过激素的草莓可能形状畸形，然而畸形的草莓并不一定打过激素，其中涉及到多倍体技术、人工授粉等因素。但是，现在的草莓一般采用蜜蜂授粉，形状一般均匀，最好在采购时不要挑选形状特别奇特的草莓。

4.草莓表面颜色均匀

草莓成熟一般都是整体变色,并不太会出现颜色不均匀的情况,所以当你购买的草莓一块红一块白并呈现不规则分布的时候要小心了。

此外,挑选草莓的时候还一定要选择没有损坏的草莓,草莓的表皮很薄,非常容易受到挤压碰撞而破损,装袋子的时候要轻拿轻放。购买草莓的时候不要买太多,吃的时候一定要将草莓清洗干净,但是不能全部清洗,洗过的草莓要一次性都吃掉,剩下的没有清洗的草莓可以放在冰箱里面冷藏,但是只能保存 1~2 天左右。

保存草莓不宜放在温度高的地方,草莓适宜在 10℃ 以下的阴凉处保存,温度过高会使草莓容易腐烂变质。

草莓含有水分很高,草莓失水以后就会干缩坏掉。我们可以找一个密封袋把草莓装进去,然后把袋口密封好,放在冰箱里面冷藏,这样可以保存的长久一些。

六、食用方法

草莓最常用的使用方法即为生食,大多数的人们会选择洗干净后直接食用。那么,如何清洗草莓才可以完全去除草莓表面的污渍和细菌并让人们放心食用就显得尤为重要了。

草莓的清洗方法如下:

首先用流动自来水连续冲洗几分钟,把草莓表面的病菌、农药及其他污染物除去大部分。注意不要将草莓先浸在水中,以免农药溶出在水中后再被草莓吸收,并渗入果实内部。

把草莓浸在淘米水(宜用第一次的淘米水)和淡盐水(一面盆水中加半调羹盐)中各 3 分钟,它们的作用是不同的,碱性的淘米水有分

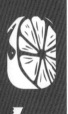

解农药的作用;淡盐水可以使附着在草莓表面的昆虫及虫卵浮起,便于被水冲掉,且有一定的消毒作用。再用流动的自来水冲净草莓表面的淘米水和淡盐水以及可能残存的有害物。用净水(或冷开水)冲洗一遍即可。

特别需要注意的是在洗草莓前不要把草莓蒂摘掉,以免在浸泡过程中让农药及污染物通过"创口"渗入果实内,反而造成污染。

草莓除了可以直接食用以外,还可以将其制作成草莓酱或者草莓罐头等来食用。

1.自制草莓酱的做法

食材:草莓500克,白糖150克,柠檬汁20克(一个柠檬)。

步骤:

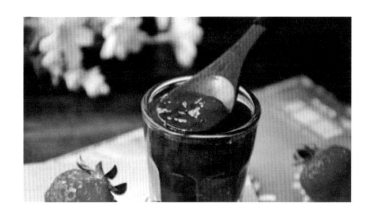

(1)准备装果酱的瓶子连同瓶盖,提前上蒸锅,大火蒸30分钟,拿出来自然风干(杀菌,可以延长果酱保存期)。

(2)将草莓洗净去蒂,切成小块,加入白糖用手捏,这样可保留一部分果肉,口感更好,让糖和草莓混合,静置半小时让果胶析出。

(3)把处理好的草莓肉放入锅中,不要加水,小火加热半小时,在煮的过程中,一定要不断地搅拌和挤压有形的草莓,直至草莓成泥状。

（4）然后将半个柠檬汁挤到锅中，继续加热搅拌 10 分钟，煮至果酱呈现浓稠状就可以了。柠檬汁有抗氧化作用，可延长保存期并使果酱颜色鲜艳。

（5）趁热装入无油无水可密封瓶中，凉后移冰箱冷藏，最好在 2~3 周内吃完。每次吃时用无水无油的勺子取出。

2.自制草莓罐头的做法

用料：草莓 500 克，冰糖 100 克，水 500 克。

步骤：

（1）将瓶子放进煮沸的水中，消毒 5 分钟取出，倒立放置晾干。

（2）把草莓洗净去蒂，将 500 克水倒入锅中，加入冰糖大火煮开。

（3）将冰糖煮融化后，倒入洗净沥干水分的草莓。

（4）再开大火煮开后即可关火，将草莓和糖水装进消毒过的瓶子中。

（5）盖上瓶盖，倒扣放凉即可。

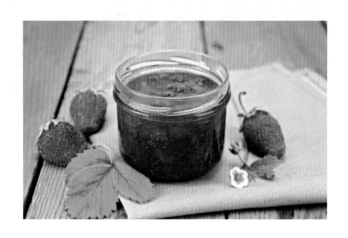

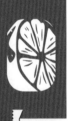

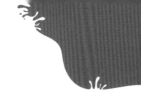

第二十二章 石榴

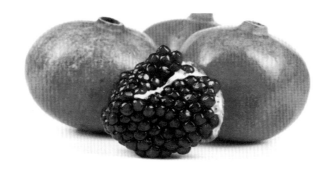

　　石榴性味甘、酸涩,具有杀虫、收敛、涩肠、止痢等功效。石榴果实营养丰富,维生素 C 含量比苹果、梨要高出一到二倍。

　　石榴是石榴科植物石榴的果实。原产于西域,汉代传入中国,主要有玛瑙石榴、粉皮石榴、青皮石榴、玉石子等不同品种。成熟的石榴皮色鲜红或粉红,常会裂开,露出晶莹如宝石般的子粒,酸甜多汁。虽吃着麻烦,却回味无穷。石榴成熟于中秋、国庆两大节日期间,是馈赠亲友的喜庆吉祥佳品,还能消除女性更年期障碍。

　　中国栽培石榴的历史可上溯至汉代,据陆巩记载是张骞从西域引入。中国南北部都有栽培,以安徽、江苏、河南等地种植面积较大,并培育出一些较优质的品种。其中安徽怀远县是中国石榴之乡,"怀远石榴"为国家地理标志保护产品。因其色彩鲜艳、子多饱满,中国传统文化视石榴为吉祥物,视它为多子多福、子孙满堂的象征。

一、分类

1.白石榴

白石榴为落叶灌木或小乔木,高约6米,小枝圆形或有微棱,枝端呈刺状,光滑无毛。叶对生或簇生于短枝。叶片矩圆形、倒卵形至长圆形,长2~3厘米,宽约1.5厘米,先端钝,无毛,有光泽。花白色,径约3厘米。

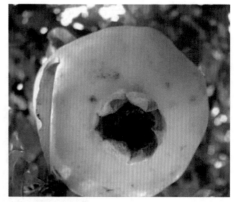

浆果近球形,径约10厘米,褐黄色至白色泛红,内具薄隔膜。种子多数,包藏于白色或淡红色的果囊内。花期5~6月。

2.安石榴

安石榴别称玛瑙石榴、海榴等,落叶灌木或小乔木。针状枝,叶呈倒卵形或椭圆形,无毛。花期5~6月,多为朱红色,亦有黄色和白色。浆果近球形,果熟期9~10月。外种皮肉质半透明,多汁,内种皮革质。原产于伊朗及其周边地区。怀远县的石榴品种白花玉石籽因核软、甜度高、花朵洁白、果实淡绿、籽粒明如翠玉而著名。

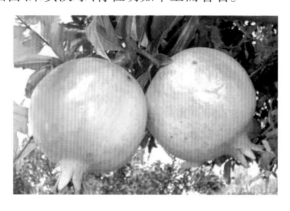

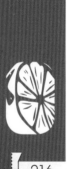

3.黄石榴

黄石榴为石榴科石榴属落叶灌木或小乔木,冬芽小,单叶,通常对生或簇生,有时呈螺旋状排列,无托叶。花顶生或近顶生,单生或几朵簇生或组成聚伞花序,两性,辐射对称。浆果球形,顶端有宿存花萼裂片,果皮厚。种子多数,种皮外层肉质,内层骨质。

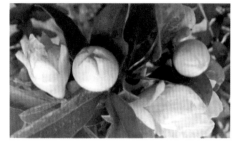

4.花石榴

花石榴别称四季石榴、月季石榴等,为石榴科石榴属中一个非常稀有的珍贵品种,株高50~70厘米,却枝繁叶茂,花大果多。令人惊奇的是成树全年天天开花,树上常年挂有鲜果,实为盆景中一大奇观,具有极高的观赏价值和广阔的市场前景。

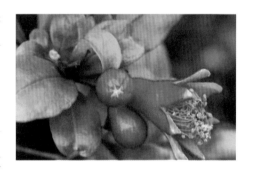

二、营养价值

石榴果实如一颗颗红色的宝石,果粒酸甜可口、多汁,营养价值高,富含丰富的水果糖类、优质蛋白质、易吸收脂肪等,可补充人体能量和热量,但不增加身体负担。果实中含有维生素 C 及 B 族维生素、有机酸、糖类、蛋白质、脂肪及钙、磷、钾等矿物质,能够补充人体所缺失的微量元素和营养成分,还富含丰富的各种酸类,包括有机酸、叶酸等,对人体有保健功效。石榴不仅果实营养成分丰富,而且叶子和果实核都非常有价值。

石榴含有多种营养成分,含碳水化合物 17%、水分 79%、糖 13%~17%,其中维生素 C 的含量比苹果高 1~2 倍,而脂肪、蛋白质的含量较少,果实以品鲜为主。

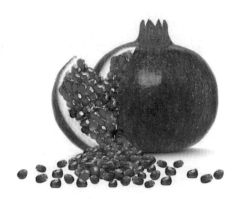

三、保健功效

石榴性温,味甘或酸,具有生津止渴、涩肠止泻、杀虫止痢的功效。石榴含有石榴酸等多种有机酸,能帮助消化吸收,增进食欲;石榴有明显收敛、抑菌、抗病毒的作用,对痢疾杆菌有抑制、杀灭作用,对体内寄生虫有麻痹作用;石榴所含有维生素 C 和胡萝卜素都是抗氧化剂,可防止细胞癌变,能预防动脉粥样硬化;石榴叶子可制作石榴茶,能润燥解渴,如用以洗眼,还可明目、消除眼疾。

由于果实味道有酸有甜,在功效上也略有不同。石榴中富含丰富的营养成分,能够很好补充人体所需营养元素,具有美容养颜、抗衰老、保护眼睛的功效。另外常食用石榴还具有很好的抵抗细菌和病毒的强大作用,并且对一些皮肤病和癌症都有很好的治疗作用。石榴还可以保护我们的心脏,调整心脏正常的运动频率,有软化血管、补血养气的功效。

石榴有红色、黄色、白色之分,最甜的要属黄色品种的了。短期石榴的果皮较粗糙,果嘴为合拢状,叶片较宽。石榴中含有苹果酸、氨基酸、柠檬酸、维生素等营养物质,适量食用有帮助消化、软化血管、提神健胃、增强食欲的功效。另外,也可以作为解酒食品食用。甜石榴还有生津止渴、润燥、缓解咽干等功效。

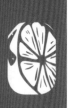

酸石榴一般果皮较有光泽且较亮,果嘴为张开状,叶片狭长。酸石榴中含有丰富的丹宁、生物碱等成分。近代医学表明,其有很好的收敛作用,可用于辅助治疗泄泻、痢疾、便血等疾病。但酸石榴并不是任何人都可以食用的,对于那些急性胃肠炎、急性痢疾引起的腹泻,不宜吃酸石榴来进行辅助治疗。

石榴的不同部位都有其不同的医药保健功效:

(1)石榴叶:收敛止泻,解毒杀虫。

(2)石榴皮:涩肠止泻、止血、驱虫,对痢疾、肠风下血、崩漏、带下、害虫有预防功效。

(3)石榴花:治鼻衄、中耳炎、创伤出血。

(4)石榴根:杀虫,涩肠,止带。治蛔虫、绦虫,久泻、久痢,赤白带下等症。

四、食用宜忌

石榴是一种浆果,其营养丰富,维生素 C 比苹果、梨高出一到二倍。原产中国西域地区,汉代传出了中原。石榴成熟后,全身都可用,果皮可入药,果实可食用或压汁,对于老年人的身体健康有很大的好处,所以老人应该常吃石榴。研究发现,石榴中含有大量的有机酸、糖类、蛋白质、脂肪、维生素以及钙、磷、钾等矿物质。中医认为,石榴具有清热、解毒、平肝、补血、活血和止泻的功效,非常适合患有黄疸性肝炎、哮喘和久泻的患者以及经期过长的女性食用。

石榴有帮助消化的作用,适宜老人和儿童食用;适宜发热患者口干舌燥时食用;适宜慢性腹泻患者,大便溏薄、肠滑久痢、妇女白带清稀频多者食用;适宜夏天烦热口干、酒醉烦渴、口臭者和患扁桃体炎者食用。

石榴中糖分较多,多食会损伤牙齿,其汁液的色素能染黑牙齿,还会助火生痰损肺气,因此,不能多食。龋齿疼痛者亦忌之。石榴中含有大量的鞣质,有收敛作用,大便秘结、糖尿病患者要忌食。患有急性盆腔炎、尿道炎以及感冒者也忌食石榴;肺气虚弱者及肺病患者,如肺痿、支气管哮喘、肺脓疡等,切忌多食。

五、选购与贮藏

每到十月份左右,都会有石榴大量上市,我们经常会在马路上看到小贩兜售又红又大的石榴,让我们忍不住下手买下。可是有不少人都反映买到的石榴并没有想象中的那么好吃,大多数石榴是中看不中吃,那么如何挑选汁多甜美的好石榴呢?

1.看品种

我们通常见到水果摊上卖的石榴有红色、黄色和绿色等三种颜色,其中以红色居多。很多人都认为石榴和苹果一样,越红越好吃,其实恰恰相反,最甜最好吃的石榴是黄色的。

2.看光泽

如果光滑到发亮则说明是新鲜的石榴。如果石榴表面暗淡无光,而且还有黑斑,这就说明这个石榴时间比较长,不太新鲜了,坚决不能购买。

3.看重量

把石榴放在手心里掂一掂,如果有沉甸甸的感觉,就证明这个石榴水分足,熟透了。

4.看石榴皮

我们在选购石榴时最好选购皮和肉都比较紧绷的那种,这样的石榴比较新鲜,反之,时间较久不易购买。

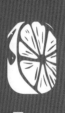

石榴常见的贮藏方式有挂藏、堆藏、缸藏、罐藏、袋藏,下面分别介绍如下:

1.挂藏

用于挂藏的果实,在采收时就应留一段果梗,用细绳绑缚成串,悬挂于阴凉的房屋里。或者用报纸、塑料薄膜包果实,挂在温度变化小的室内,可贮至春节前后。若贮藏石榴则需提前半月采收,过熟的石榴挂藏易发生腐烂。

2.堆藏

选择通风阴凉的空房子,打扫干净,适当洒水,以保持室内清洁湿润,然后在地上铺5~6厘米厚的稻草(或者鲜马尾松松针),其上按一层石榴一层松针摆放。贮藏期间每隔15~20天翻堆检查一次,剔除烂果并更换一次松针。耐贮品种用这种堆藏方法可贮至次年四五月份。果实堆藏前,要用清水洗净果皮,预冷。

3.缸、罐藏

把缸、罐之类容器冲洗干净,然后在其底部铺上一层含水5%的湿沙,厚5~6厘米,中央竖一竹制圆筒,以利换气。在竹制圆筒四周放石榴,直至装到离罐口5~6厘米时再用湿沙盖实,罐口或缸口用塑料薄膜封口、扎紧。贮后1个月检查一次,如有烂果及时剔除。这种贮藏方法可贮至次年三四月份。

4.袋藏

将预冷并经杀菌剂处理后的石榴放入聚乙烯塑料薄膜袋中,扎好袋口,置于冷凉的室内。用此法贮藏140天,石榴果实仍新鲜如初。也可将经杀菌剂处理过的石榴果实用塑料袋单果包装,这种果实在3~4℃条件下贮存100天,果粒新鲜度好,果皮病轻。塑料袋单果包装贮藏比其他方法的效果要好。

六、食用方法

石榴最常见的食用方法就是生食或者榨成果汁来饮用。由于石榴壳比较坚硬，很多人都不知道如何可以轻松、完整地吃到美味的石榴，下面介绍一个剥开石榴的方法：

第一步，是在石榴的顶端横切一刀。

第二步，去顶。

第三步，用刀顺着石榴的白筋在外皮上划几刀。刀口不要太深，划开石榴皮就行了。

第四步，用刀尖轻轻把中间白色部分的内心划断。

第五步，抽掉中间的白心。

第六步，轻轻一掰，石榴就"开花"了，这个时候很容易就能取出石榴籽了。

石榴汁的家庭制法

（1）剥开石榴的外皮，取出果粒。

（2）放入搅拌机内。

（3）加入适量清水（因为是搅拌机，所以需要加水才可以打动）清水淹没石榴果粒即可。

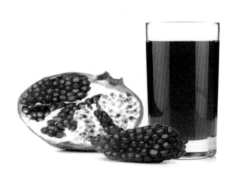

（4）通电，搅拌成汁。

（5）果汁搅打完后需过筛，此时可以用粗筛网和细筛网分别过筛，这样可以喝到比较纯的石榴汁。

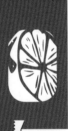

第二十三章　火龙果

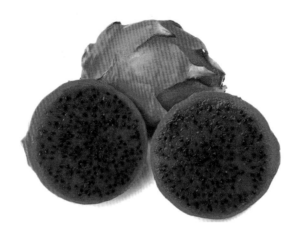

　　火龙果又称红龙果、龙珠果,果实呈椭圆形,直径 10～12 厘米,外观为红色或黄色,有绿色圆角三角形的叶状体,白色、红色或黄色果肉,具有黑色种子的水果。

　　火龙果是一种由南洋引入台湾,再由台湾改良引进海南省及广西、广东等地栽培的植物。火龙果因其外表肉质鳞片似蛟龙外鳞而得名。其光洁而巨大的花朵绽放时,飘香四溢,盆栽观赏使人有吉祥之感,所以也称"吉祥果"。火龙果因为外表像一团愤怒的红色火球而得名。里面的果肉就像是香甜的奶油,但又布满了黑色的小籽。质地温和,口味清香。

一、分类

1.红皮红火龙果

红火龙果果肉呈红色或紫红色,鲜食品质佳。在台湾、广东、广西产期在 5~11 月,海南产期更长。红肉火龙果自花亲和性差,自花授粉果率低,果实小,商品性差。需要白肉类火龙果

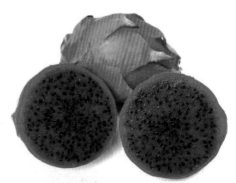

授粉,坐果率高且果大。果实可加工成果汁、果粉、红色色素、冰激淋粉、果冻和果酱。目前红肉火龙果品种名称混乱,没有确定的品种名,多由种植者根据自己的爱好而定。红肉火龙果卵形、圆形、圆筒形,果皮呈鲜红色、有光泽,果肉细腻而多汁,含可溶性固形物 16%~21%,单果重 350~1000 克。

2.红皮白火龙果

白火龙果红皮白肉,鲜食品质一般。台湾、广东、广西产期在 6~10 月,自花授粉亲和性好,结果率高,抗病力强,产量高。可加工成果汁、果粉及果酱。目前,白肉类火龙果以越南 1 号品

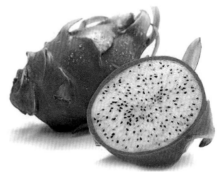

种最好,是越南主要栽培品种,适应性强,生长快,果实大且表面无刺,平均单果重 420 克,最大重 1000 克。含可溶性固形物 18.1%,丰产,每公顷产量 16500~27500 千克。

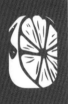

3.黄皮火龙果

黄火龙果黄皮白肉,鲜食品质佳。花黄期长,花大而香。从现蕾至开花需 45~60 天,开花至果实成熟需 90~100 天,秋冬则需 110~150 天方可成熟。果实自绿转黄需 1 个月(冬天),转黄

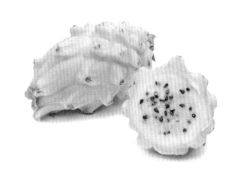

后任其挂在树上,可保留一个多月仍不会影响品质,是火龙果中品质最佳、口感甜度最好的一个类型。具芳香味,果肉中种子大而柔软,毫不碍口,含可溶性固形物 18% 以上,但其果实略小,一般为 200 克左右。主要产果期(秋冬果)在春节前后,夏果则在中秋节上市。

二、营养价值

火龙果是一种非常有营养的水果,含有的营养物质也是非常的丰富,其中含有丰富的维生素 C。维生素 C 具有很好的美白效果,可以让皮肤变得更加光滑。

火龙果的果肉中所含有的水溶性纤维具有吸水膨胀的作用,可以在人体中产生凝胶状物质,令食物在胃中停留的时间加长,增加饱腹感,是一种非常好的减肥水果。

火龙果的果肉的黑色籽粒中含有的营养物质对身体也是非常有好处的,籽粒中含有各种酶和不饱和脂肪酸及抗氧化物质,有助于肠胃的蠕动,进而达到通便润肠的效果,对于便秘者和消化不良者都是很好的治疗食品。

经常吃火龙果还可以起到解毒的作用,火龙果中含有的植物性白蛋白遇到人体中的重金属离子会快速地将其包围以避免被人体肠道

吸收,并通过排泄系统排出体外,进而达到解毒的作用,还可以保护肠胃的健康。

火龙果中花青素含量较高。花青素是一种效用明显的抗氧化剂,它具有抗氧化、抗自由基、抗衰老的作用,还具有抑制脑细胞变性,预防痴呆症的作用。

火龙果是一种低能量、高纤维的水果,水溶性膳食纤维含量非常丰富,因此具有减肥、降低胆固醇、润肠、预防大肠癌等功效。

火龙果中含铁元素的量比一般水果要高。铁元素是制造血红蛋白及其他含铁物质不可缺少的元素,对保持人体健康有着重要作用。

三、保健功效

1.防止血管硬化

火龙果果实中的花青素含量较高,尤其是红肉的品种。花青素是一种效用明显的抗氧化剂,能有效防止血管硬化,从而可阻止心脏病发作和血凝块形成引起的脑中风;它还能对抗自由基,有效抗衰老;还能预防脑细胞的变性,抑制痴呆症的发生。

2.排毒解毒

火龙果中富含一般蔬果中较少有的植物性白蛋白,这种有活性的白蛋白会自动与人体内的重金属离子结合,通过排泄系统排出体外,从而起解毒作用。此外,白蛋白对胃壁还有保护作用。

3.美白减肥

火龙果富含美白皮肤的维生素 C 及丰富的具有减肥、降低血糖、润肠、预防大肠癌的水溶性膳食纤维。

4.预防贫血

火龙果中的含铁量比一般的水果要高,铁是制造血红蛋白及其他

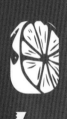

铁质物质不可缺少的元素,摄入适量的铁质还可以预防贫血。

四、食用宜忌

火龙果宜和什么食物一起吃:

1.火龙果搭配银耳——润肠通便、抗癌

火龙果具有明目、助消化、润肠通便、对抗肿瘤、抗病毒、增强免疫力、预防大肠癌的功效显著,银耳具有滋阴润燥、益气养胃、清肠通便、增强人体免疫力、对抗肿瘤、抗癌症的作用。将火龙果与银耳一起搭配食用,可以很好地发挥两者润肠通便、抗癌的作用。

2.火龙果搭配牛奶——润肠通便

牛奶具有补虚健脾、补肺养胃、生津润肠、清热通便、强身健体之功效。火龙果与牛奶一起搭配食用,能够有效的润肠通便。

火龙果不宜和什么食物一起吃:

1.火龙果+山楂——导致消化不良、腹痛、腹胀

将火龙果与山楂同食,会使人体产生消化不良、腹胀、腹痛、腹泻等不良反应。

2.火龙果+鲜贝——产生有毒物质

火龙果与鲜贝一起搭配食用,其两者中的物质会在消化液的作用下产生一种有毒物质,危害人体健康。

3.火龙果+动物肝脏——破坏维生素 C

火龙果中富含维生素 C,能被动物肝脏中含有的大量铜、铁等物质氧化,造成维生素 C 的流失,降低了火龙果的营养价值。

4.火龙果+萝卜——诱发甲状腺肿大

火龙果与萝卜中都含有抑制甲状腺、诱发甲状腺肿大的因子,因此不能同食。

五、选购与贮藏

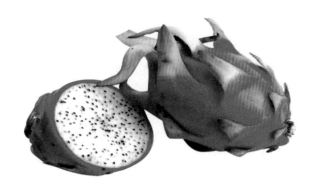

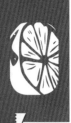

挑选火龙果时，表面红色的地方越红越好，绿色的部分也要越绿则越新鲜，若是绿色部分变得枯黄，就表示已经不新鲜了。

挑选火龙果时，如果它的表皮很光滑，说明很新鲜，果肉就会越好吃。另外，挑选红皮火龙果时，其表面越红，说明火龙果熟的越好。

挑选火龙果时，要挑最重的，这样的火龙果果汁多、果肉饱满，非常好吃。

挑选火龙果要选择外形胖短一些的，不要选瘦长的，因为瘦长的一般水分少，口感不好。

火龙果是热带水果，最好现买现吃。在 5℃~9℃ 的低温中，摘下新鲜的火龙果不经挤压碰撞，保存期可超过一个月。在 25℃~30℃ 的室温状态下，保质期可以超过 2 个星期。较为成熟的火龙果，买回家后直接放入冷藏即可，反之，则可放在室温下催熟。

六、食用方法

火龙果一般可以选择生食，直接剥皮切成小块即可食用，也可以将火龙果做成果冻，或者果汁来食用。

1.火龙果酸奶昔家庭制法

（1）将火龙果去皮,切成小块,倒入榨汁机中,再放入酸奶用一档榨 30 秒。

（2）将纯奶冰激凌倒入榨好的火龙果酸奶汁中搅拌均匀,至没有沫子即可。解暑爽口的酸奶昔就做好了。根据个人口味,添加不同水果,就是不同水果的酸奶昔了,简单方便。

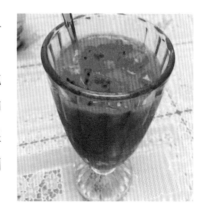

2.火龙果酱

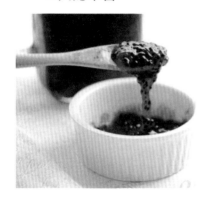

（1）准备火龙果 2 个。

（2）用水果刀在火龙果果皮上轻轻划四刀,将皮剥下,火龙果肉切丁,加入白糖拌匀,腌制 3 小时,用糖腌过的火龙果肉会析出很多果汁。

（3）将腌好的火龙果肉连同析出的汁液一起倒入锅中,再加入柠檬汁、老冰糖,用中火煮开,再关小火慢慢煮,并且要不停地搅拌以防糊锅。

（4）待汁液变少成黏稠状,装入消过毒的无水无油的密封瓶中,冷却后放入冰箱冷藏即可。

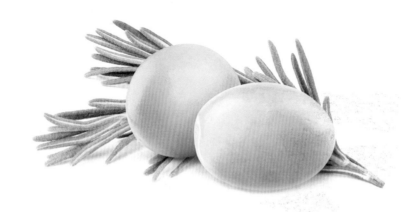

橄榄是一种水果,花期4~5月,果10~12月成熟。可供鲜食或加工,是著名的亚热带特产果树。橄榄果别名青果,因果实尚呈青绿色时即可供鲜食而得名。又称谏果,因初吃时味涩,久嚼后,香甜可口,余味无穷,比喻忠谏之言,虽逆耳,而于人终有益。橄榄有助于消化。潮州是我国橄榄分布最多的地方。我国栽培的橄榄属于橄榄科橄榄属,栽培种主要有白榄和乌榄两种,云南等地尚分布有少量的野生种。

橄榄喜温,生长期需适当高温才能生长旺盛,结果良好,年平均气温在20℃以上,冬季无严霜冻害地区最适宜其生长,冬天可忍受短时间的零下3℃的低温,但温度下降到零下4℃以下时就会发生严重冻害。降雨量在1200~1400毫米的地区可正常生长。对土壤适应性较广,江河沿岸、丘陵山地、红黄壤、石砾土均可栽培,只要土层深厚、排

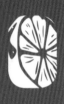

水良好的地方便可良好生长。

一、分类

1.橄榄

橄榄树高 8~15 米。树冠开张,宽 10~18 米。枝干含芳香树脂。主根肥大,半肉质,入土达 3 米,根群主要分布于离地面 20~120 厘米土层中。小叶对生,全缘,革质,叶背网脉较突起有小

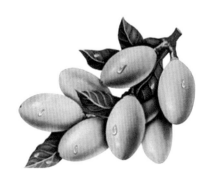

窝点,揉碎时有特殊香味。顶生或腋生圆锥花序,通常与叶等长或略短,花白至黄白色。核果椭圆至卵形,成熟时黄绿色。核硬,两端尖,核面粗化。5 月中旬至 6 月上旬开花,10 月至 11 月果熟,加工用果 8 月开始采收。

2.乌榄

橄榄科橄榄属常绿大乔木,又名木威子,原产中国华南,分布于广东、海南、广西、福建、台湾、云南等地。

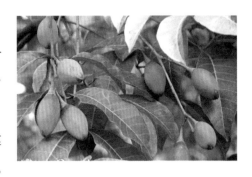

树高 10~16 米。冠幅宽达 20 多米。胸径 50~120 厘米。有胶粘性芳香树脂。树皮灰褐色。根系发达,大树垂直根入土 3 米以上。叶奇数羽状复叶互生,小叶 15~21 片,长 10~15 厘米,全缘革质,叶背网脉较橄榄平滑,揉碎具特殊树脂香气。花两性,子房多 3 室,少 4~5 室。果长椭圆形至卵形,未成熟时青绿色,成熟后转为紫黑色,果

皮光滑有白粉。一年四季均能萌发新梢,新梢长至10厘米左右,展开新叶后,便依次在每一叶腋间抽出花序。4月下旬至5月开花,单株花期1个月。坐果后极少落果,坐果率高者为20%,一般为10%,8~10月采收。

二、营养价值

橄榄果实主要用作水果,微苦带甜。生食、煮饮都可解酒醉,还可解河豚鱼毒。嚼汁咽下,治鱼骨鲠及一切鱼蟹毒。又有生津止渴的作用,治咽喉痛。如今人们煮河豚和团鱼,都放入橄榄,因知橄榄能治一切鱼蟹之毒。

橄榄果肉内含蛋白质、碳水化合物、脂肪、维生素 C 以及钙、磷、铁等矿物质。其中维生素 C 的含量是苹果的 10 倍,梨、桃的 5 倍,含钙量也很高,且易被人体吸收,尤适于女性、儿童食用。冬春季节,每日嚼食两三枚鲜橄榄,可防止上呼吸道感染,故民间有"冬春橄榄赛人参"之誉。儿童经常食用,对骨骼的发育大有益处。

三、保健功效

源自于地中海沿岸国家的橄榄树,由于具有医疗特性,因此,很早就为人们所利用。在古希腊,罗马时期,橄榄油与橄榄叶被用来制造一种给运动员与摔跤选手使用的跌打损伤药膏。叶片具有愈合伤口与振奋肌肤的功效,因此被广泛使用于美容工业。

橄榄果肉含钙较多,鲜食对人体健康有益,对儿童骨骼发育有帮助。新鲜橄榄能清热解毒、化痰、消积,食之可解煤气中毒、酒精中毒和鱼蟹之毒。隆冬腊月常食用橄榄可润喉,对于肺热咳嗽、咯血颇有疗效。橄榄与肉类炖的汤,有舒筋活络之功效。

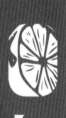

四、食用宜忌

色泽变黄且有黑点的橄榄说明已不新鲜,不宜食用。

色泽特别青绿且没有一点黄色的橄榄,说明用矾水浸泡过,最好不要食用。

橄榄味道酸涩,不可一次大量食用。

脾胃虚弱、胃酸过多者不宜多食。

五、选购与贮藏

购买新鲜橄榄,虽然个头大小并没有太大的讲究,但最好挑选那些个头饱满的。

市售色泽特别青绿的橄榄果如果没有一点黄色,说明被矾水浸泡过,为的是好看,最好不要食用或吃时务必要漂洗干净。

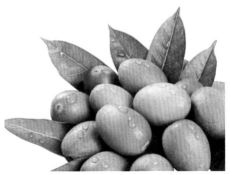

色泽变黄且有黑点的橄榄说明已不新鲜。

橄榄果实采后多以加工为主,少部分用于鲜食。鲜食果实通常又以室温贮藏为主,结合药剂防腐,保鲜方法简便易行。

1.缸藏

先在缸底铺一层厚约 2 厘米的松针或鲜榄叶,后装入橄榄,装至近满时在果面上再铺上松针或鲜榄叶,然后盖盖。每隔 7~10 天检查一次,剔除烂果,好果继续贮藏。

2.塑料薄膜袋贮藏

将经过挑选、防腐处理的橄榄果实装入塑料薄膜袋中,同时加入少量用透气性材料包装好的吸饱高锰酸钾溶液的蛭石作为乙烯吸收剂。放置室温(10℃~17℃)中贮藏,定期检查。若天气较暖,袋中水汽较多时,打开袋口通风5分钟,再扎紧袋口,继续贮藏。此法可保鲜4~5个月。

3.可制蜜饯贮藏

取500克已转黄的橄榄,用少量食盐擦破表皮,待橄榄稍发软时,用木榔头将其敲扁,并用清水冲净。再取250克白砂糖溶入250克水中,煮沸后加入橄榄,用文火煮30分钟,然后再加150克白砂糖,边煮边搅,待糖液浓缩到70%左右,沥去糖浆,便成蜜橄榄。蜜橄榄必须浸在糖浆中,放在阴凉通风处存放。

4.家用贮藏

可以放在装入少量大米的瓶子或罐子里,因橄榄怕湿,大米却吸湿,而且保存时不要洗,等吃的时候再洗。

六、食用方法

生吃是最好的,虽然入口苦涩,但在嘴里越嚼越有味,越嚼越甘甜,到最后还口有余香。吃不惯的人,可以将橄榄放在盐水或甘草水中浸泡,可去除苦涩的味道,浸泡过的水还有化痰的功效。

将橄榄拍裂,加一些盐在容器里一直摇晃,让盐划破橄榄皮,使盐水进入橄榄,再用力晃几分钟,让橄榄的肉质慢慢变松,盐会渗透到橄榄里,放置一会儿就可以吃了。这不仅是一道就粥的小菜,还是解酒的好食材。没事拿一两个吃,清新口气又助消化,还减肥,有利咽、清嗓、化痰的功效。

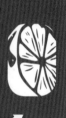

第
二
十
四
章

橄
榄

1.泡橄榄茶

原料:新鲜青橄榄 10 粒,话梅 15 粒。

制法:将鲜橄榄(连核)、话梅洗净,加水两碗,用文火慢慢煎成浓汤即可。怕酸者,可酌量添加白糖。

2.青橄榄泡蜂蜜

把青橄榄泡在蜂蜜里,要装在罐子里。青橄榄吸取了蜂蜜的精华,弥补了自己的不足,给人一种甜蜜、清香、润喉的感觉,令人百食不厌。泡制后的青橄榄没有新鲜青橄榄的苦涩与酸口,而是蜂蜜的醇香。

3.甘草橄榄

新鲜橄榄全部洗净后晾干,放入消毒过的密封罐中,洒入适量盐。盖上瓶盖将盐和橄榄摇晃均匀后放置一星期。腌制好的橄榄会变成深绿或者墨绿色,此时取出并晒干表面水分,撒上一些磨碎的甘草粉和一点点糯米粉,再次烘干到表皮皱皱的即可。